中医经典必读丛书

田思胜◎总主编

小儿药证直诀

校注版

宋·钱　乙◎著

郝菲菲　田思胜◎校注

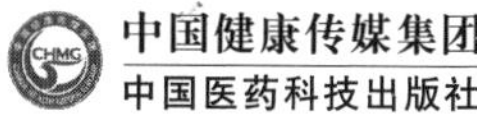

内容提要

《小儿药证直诀》共计三卷，上卷脉证治法，主论小儿常见病证 81 条；中卷记尝所治病二十三证，乃病案，其中许多案例是被他医误治后又为钱氏补救得愈者，采用问答式以阐明医理，论理精辟，发人深省；下卷列治小儿病症诸方 120 余首，其中多化裁古方创制新方，如豆蔻香连丸、小香连丸、白附子香连丸等，都是流传至今，切实有效之方。本书后又附有“阎氏小儿方论”及“董氏小儿斑疹备急方论”。本书适合中医工作者、中医爱好者参考阅读。

图书在版编目（CIP）数据

小儿药证直诀：校注版/（宋）钱乙著；郝菲菲，田思胜校注．—北京：中国医药科技出版社，2024.6

（中医经典必读丛书/田思胜主编）

ISBN 978－7－5214－4636－4

Ⅰ.①小…　Ⅱ.①钱…　②郝…　③田…　Ⅲ.①中医儿科学－中国－宋代　Ⅳ.①R272

中国国家版本馆 CIP 数据核字（2024）第 095835 号

美术编辑　陈君杞

版式设计　南博文化

出版　**中国健康传媒集团**｜中国医药科技出版社

地址　北京市海淀区文慧园北路甲 22 号

邮编　100082

电话　发行：010－62227427　邮购：010－62236938

网址　www. cmstp. com

规格　880×1230mm 1/32

印张　4 3/4

字数　83 千字

版次　2024 年 6 月第 1 版

印次　2024 年 6 月第 1 次印刷

印刷　大厂回族自治县彩虹印刷有限公司

经销　全国各地新华书店

书号　ISBN 978－7－5214－4636－4

定价　12.00 元

获取新书信息、投稿、为图书纠错，请扫码联系我们。

校注说明

《小儿药证直诀》为北宋著名儿科医家钱乙著，由宋人阎孝忠收集整理而成。钱乙，字仲阳，生卒年不详，大约生于公元 1035 ~ 1117 年，享年 82 岁。祖居钱塘，曾祖钱斌北迁至郓，始为郓（今山东东平县汶上）人。父颢善针医，但嗜酒喜游，东游海上不归，母早逝，乙幼由姑父吕氏收养，少从吕氏学医，早年以《颅囟方》名著于山东，曾救治长安公主（宋神宗甥女）泄利将殆，且治愈皇子仪国公瘛疭病，被授予翰林医学、太医丞，留住京师，后辞归乡里。

钱乙医术精湛，尤其精通于儿科。指出小儿“五脏六腑，成而未全，全而未壮”，“脏腑柔弱，易虚易实，易寒易热”的生理病理特点，注重脏腑辨证，并化裁古方，创制新方，其丰富的儿科学理论及治验，为后世儿科学的发展奠定了基础，被誉为“幼科祖”。钱乙一生著述颇丰，曾著《伤寒论指微》五卷，《婴孺论》百篇，除《小儿药证直诀》存世外，余已亡佚。

《小儿药证直诀》共计三卷，上卷脉证治法，主论小儿常见病证 81 条；中卷记尝所治病二十三证，乃病案，其中许多案例是被他医误治后又为钱氏补救得愈者，采用问答式以阐明医理，论理精辟，发人深省；下卷列治小儿病症诸方 120 余首，其中多化裁古方创制新方，如豆蔻香连丸、小香连丸、白附子香连丸等，都是流传至今，切实有效之方。本书后又附有“阎氏小儿方论”及“董氏小儿斑疹备急方论”。此书钱乙著于何时无从考察，现传世的是阎效忠整理本。阎效忠与钱乙同为宋人而较钱稍晚之，少时患惊疳、癖痂等病得钱氏治愈，对钱氏治病耳濡目染。阎氏自北宋大观初（1107～1111）初仕后，即开始整理钱氏之书，经数年而成，而后又见别本，则参校互成。阎氏所载刘跂之“钱仲阳传”当为钱氏卒后所作，即 1119 年，则此书当成于 1119 年或以后。此书刊后，历代皆有流传。本次整理，以清·康熙陈世杰起秀堂影宋刻本为底本，此本字大行疏，每半页 8 行，每行 16 字，左右文武栏，写刻精美，颇具宋刻之风，且卷帙完备，谬误较少，有很高的文献参考价值。对校本以清·周学海《周氏医学丛书》中《小儿药证直诀》（简称周学海本）为主校本，此本合参陈世杰起秀堂本与清代武英殿聚珍本而成，以明·薛己《薛氏医案》中《校注钱氏小儿药证直诀》（简称薛己校注本）、1991年人民卫生出版社点校本（简称1991年人卫本）为参校本。他校则参考宋·刘昉《幼幼新书》（简称《新书》）明抄本、朝鲜金礼蒙《医方类聚》（简称《类聚》）1982年人卫本。

本书的整理，主要采用了以下方法：

1. 采用简体横排，并以现代标点符号对原书进行重新句读。

2. 原书无《小儿药证直诀》之阎效忠序，据周学海本阎序补。

3. 原书“钱仲阳传”在卷首，但“阎氏小儿方论”阎氏自序云：“并以仲阳传附卷末”与此不符，今仍其旧，将“钱仲阳传”置于卷首。

4. 原书“董氏小儿斑疹备急方论”部分无目录，此次据正文补入目录。

5. 原书目录与正文不一致处，当互相补正，不出校。

6. 原书“卷中”无“王驸马子”案，但此段文字见于《幼幼新书》及《医方类聚》，故依此二书补入，并出校。

7. 对书中的生僻字词进行注释。

8. 凡底本中明显的错字及俗字，径改，不出校。凡底本中确系误脱衍倒者，予以改正，并出校说明其证据。凡底本与校本互异，而难以判定是非者，不改动原文，只出校说明某校本作某，或提出某种倾向性意见。若显系校本错误者，不出校。

9. 通假字，如“已”作“以上”用时，皆以“以”律齐，“人”作“瞳仁”用时，以“仁”律齐，“圆”作“药丸”用时，以“丸”律齐，“止”作“只用”“只一服”用时，以“只”律齐，不出校。

10. 异体字前后律齐，不出校。

11. 方药用法中，凡出现“右同研”“右末之”“右某某味”等者，“右”皆作“上”，不出校。

12. 书中“使君子”与“史君子”同时出现，以“使君子”律齐，不出校。由于作者水平有限，不当之处在所难免，望请指正。

校注者

2024 年 3 月

原　　序[①]

医之为艺诚难矣，而治小儿为尤难。自六岁以下，黄帝不载其说，始有《颅囟经》，以占寿夭死生之候。则小儿之病，虽黄帝犹难之，其难一也。脉法虽曰八至为和平，十至为有病，然小儿脉微难见，医为持脉，又多惊啼，而不得其审，其难二也。脉既难凭，必资外证。而其骨气未成，形声未正，悲啼喜笑，变态不常，其难三也。问而知之，医之工也。而小儿多未能言，言亦未足取信，其难四也。脏腑柔弱，易虚易实，易寒易热，又所用多犀、珠、龙、麝，医苟难辨，何以已疾？其难五也。种种隐奥，其难固多。余尝致思于此，又目见庸医妄施方药而杀之者，十常四五，良可哀也！盖小儿治法，散在诸书，又多出于近世臆说，汗漫难据，求其要

① 原序：原缺，据周学海本、1991 年人卫本阎序补。

妙，岂易得哉！太医丞钱乙，字仲阳，汶上人。其治小儿，该括古今，又多自得，著名于时。其法简易精审，如指诸掌。先子治平中登第，调须城尉识之。余五六岁时，病惊疳癖瘕，屡至危殆，皆仲阳拯之良愈。是时仲阳年尚少，不肯轻传其书。余家所传者，才十余方耳！大观初，余筮仕汝海，而仲阳老矣。于亲旧间，始得说证数十条。后六年，又得杂方。盖晚年所得益妙。比于京师，复见别本。然旋著旋传，皆杂乱。初无纪律，互有得失，因得参校焉。其先后则次之，重复则削之，讹谬则正之，俚语则易之。上卷脉证治法，中卷记尝所治病，下卷诸方，而书以全。于是古今治小儿之法，不可以加矣。余念博爱者，仁者之用心，幼幼者圣人之遗训，此惠可不广耶！将传之好事者，使幼者免横夭之苦，老者无哭子之悲，此余之志也。因以明仲阳之术于无穷焉。

宣教郎大梁阎季忠序

钱仲阳传

钱乙，字仲阳。上世钱塘人，与吴越王有属。俶纳土，曾祖赟随以北，因家于郓。父颢，善针医，然嗜酒喜游。一旦匿姓名，东游海上，不复返。乙时三岁。母前亡，父同产姑，嫁医吕氏，哀其孤，收养为子。稍长读书，从吕君问医。吕将殁，乃告以家世。乙号泣，请返迹父。凡五六返，乃得所在。又积数岁，乃迎以归。是时乙年三十余。乡人惊叹，感慨为泣下，多赋诗咏其事。后七年，父以寿终，丧葬如礼。其事吕君，犹事父。吕君殁，无嗣，为之收葬行服，嫁其孤女，岁时祭享，皆与亲等。

乙始以《颅囟方》著山东。元丰中，长公主女有疾，召使视之，有功，奏授翰林医学，赐绯。明年，皇卷。夫当诸臣搜采之日，天下藏书之家，莫不争献秘笈。卒未得是书真本，而今乃复见于世，岂非古人精气有不可磨灭者欤？是书原刻阎名作“孝忠”，“真诀”作“直诀”，今未敢易也。“聚珍本”往往有阎氏方论误入钱书者，今依朱本，则各得其所矣。其药味分量间有不同，今各注于本方之末。至《薛氏医案》本已为薛氏所乱，不足引证云。

光绪十七年辛卯长夏内阁中书周学海谨记

目录

卷上

脉证治法 …… 1
小儿脉法 …… 1
变蒸 …… 1
五脏所主 …… 3
五脏病 …… 4
肝外感生风 …… 4
肝热 …… 4
肺热 …… 4
肺盛复有风冷 …… 4
肺虚热 …… 5
肺脏怯 …… 5
心热 …… 5
心实 …… 5
肾虚 …… 6
面上证 …… 6
目内证 …… 6

肝病胜肺 …… 6
肺病胜肝 …… 7
肝有风 …… 7
肝有热 …… 7
肝有风甚 …… 7
惊痫发搐 …… 8
早晨发搐 …… 8
日午发搐 …… 8
日晚发搐 …… 8
夜间发搐 …… 9
伤风后发搐 …… 9
伤食后发搐 …… 9
百日内发搐 …… 9
急惊 …… 9
慢惊 …… 10
五痫 …… 10
疮疹候 …… 11
伤风 …… 13
伤风手足冷 …… 14
伤风自利 …… 14
伤风腹胀 …… 14
伤风兼脏 …… 14
伤风下后余热 …… 14
伤寒疮疹同异 …… 15
初生三日内吐泻壮热 …… 15
初生三日以上至十日吐泻身温凉 …… 15
初生下吐 …… 15
伤风吐泻身温 …… 16

伤风吐泻身热…… 16
伤风吐泻身凉…… 16
风温潮热壮热相似…… 16
肾怯失音相似…… 17
黄相似…… 17
夏秋吐泻…… 17
吐乳…… 18
虚羸…… 18
咳嗽…… 19
诸疳…… 19
胃气不和…… 21
胃冷虚…… 22
积痛…… 22
虫痛…… 22
虫与痫相似…… 22
气不和…… 22
食不消…… 23
腹中有癖…… 23
虚实腹胀…… 23
喜汗…… 24
盗汗…… 24
夜啼…… 24
惊啼…… 25
弄舌…… 25
丹瘤…… 25
解颅…… 25
太阳虚汗…… 25
胃怯汗…… 26

胃啼…… 26
胎肥…… 26
胎怯…… 26
胎热…… 26
急欲乳不能食…… 26
龟背龟胸…… 27
肿病…… 27
五脏相胜轻重…… 27
杂病证…… 28
不治证…… 30

卷 中

记尝所治病二十三证 …… 32

卷 下

诸方 …… 45

大青膏…… 45
凉惊丸…… 46
粉红丸…… 46
泻青丸 …… 46
地黄丸…… 47
泻白散…… 47
阿胶散…… 47
导赤散…… 48
益黄散…… 48
泻黄散…… 48
白术散…… 49

涂囟法……49
浴体法……50
甘桔汤……50
安神丸……50
当归汤……51
泻心汤……51
生犀散……52
白饼子……52
利惊丸……52
栝蒌汤……53
五色丸……53
调中丸……54
塌气丸……54
木香丸……54
胡黄连丸……54
兰香散……55
白粉散……55
消积丸……55
安虫散……56
紫霜丸……56
止汗散……57
香瓜丸……57
花火膏……57
白玉散……58
牛黄膏……58
牛黄丸……58
玉露丸……59
百祥丸……59

牛李膏…… 59
宣风散…… 59
麝香丸…… 60
大惺惺丸…… 60
小惺惺丸…… 61
银砂丸…… 61
蛇黄丸…… 62
三圣丸…… 62
小青丸…… 62
小红丸…… 63
小黄丸…… 63
铁粉丸…… 63
银液丸…… 63
镇心丸…… 64
金箔丸…… 64
辰砂丸…… 64
剪刀股丸…… 65
麝蟾丸…… 65
软金丹…… 66
桃枝丸…… 66
蝉花散…… 67
钩藤饮子…… 67
抱龙丸…… 67
豆卷散…… 68
龙脑散…… 69
治虚风方回生散…… 69
虚风又方梓朴散…… 69
褊银丸…… 70

牛黄膏……………………………………………………………… 70
五福化毒丹…………………………………………………………… 71
羌活膏……………………………………………………………… 71
郁李仁丸…………………………………………………………… 72
犀角丸……………………………………………………………… 72
异功散……………………………………………………………… 73
藿香散……………………………………………………………… 73
如圣丸……………………………………………………………… 74
白附子香连丸……………………………………………………… 74
豆蔻香连丸………………………………………………………… 74
小香连丸…………………………………………………………… 75
二圣丸……………………………………………………………… 75
没石子丸…………………………………………………………… 75
当归散……………………………………………………………… 75
温白丸……………………………………………………………… 76
豆蔻散……………………………………………………………… 76
温中丸……………………………………………………………… 76
胡黄连麝香丸……………………………………………………… 77
大胡黄连丸………………………………………………………… 77
榆仁丸……………………………………………………………… 78
大芦荟丸…………………………………………………………… 78
龙骨散……………………………………………………………… 78
橘连丸……………………………………………………………… 79
龙粉丸……………………………………………………………… 79
香银丸……………………………………………………………… 79
金华散……………………………………………………………… 80
安虫丸……………………………………………………………… 80
芜荑散……………………………………………………………… 80

胆矾丸 …… 81
真珠丸 …… 81
消坚丸 …… 82
百部丸 …… 82
紫草散 …… 82
秦艽散 …… 83
地骨皮散 …… 83
人参生犀散 …… 83
三黄丸 …… 84
治囟开不合、鼻塞不通方 …… 84
黄芪散 …… 84
虎杖散 …… 84
捻头散 …… 85
羊肝散 …… 85
蝉蜕散 …… 85
乌药散 …… 86
二气散 …… 86
葶苈丸 …… 86
麻黄汤 …… 86
生犀磨汁 …… 87
大黄丸 …… 87
使君子丸 …… 87
青金丹 …… 88
烧青丸 …… 88
败毒散 …… 89

附方 …… 89

木瓜丸 …… 90

青金丹……………………………………………………………………… 90
生犀散……………………………………………………………………… 91
大黄丸……………………………………………………………………… 91
镇心丸……………………………………………………………………… 92
凉惊丸……………………………………………………………………… 92
独活饮子…………………………………………………………………… 92
三黄散……………………………………………………………………… 93
人参散……………………………………………………………………… 93
槟榔散……………………………………………………………………… 93
黄芪散……………………………………………………………………… 93
地骨皮散…………………………………………………………………… 94
兰香散……………………………………………………………………… 94
敷齿立效散………………………………………………………………… 95
蚵皮丸……………………………………………………………………… 95

附一　《阎氏小儿方论》

治法　…………………………………………………………………… 97

治小儿急慢惊……………………………………………………………… 97
治小儿吐泻………………………………………………………………… 98
金液丹治小儿吐泻虚极…………………………………………………… 98
惊风或泄泻等……………………………………………………………… 99
治小儿急惊方搐…………………………………………………………… 99
治急慢惊…………………………………………………………………… 99
治小儿实热疏转…………………………………………………………… 99
治小儿惊风痰热…………………………………………………………… 99
治小儿疮疹伤食相似　………………………………………………… 100
治小儿疮疹　…………………………………………………………… 100

治小儿脾胃虚弱 …… 100
小儿治法 …… 100

药方 …… 101

升麻葛根汤 …… 101
惺惺散 …… 101
消毒散 …… 101
黄柏膏 …… 102
胡荽酒 …… 102
四圣散 …… 102
又方　蓝根散 …… 103
治疮疹倒靥黑陷 …… 103
又方 …… 103
龙脑丸 …… 103
甘露饮子 …… 104
白虎汤 …… 104
调肝散 …… 104
治疮疹入眼 …… 105
治疮疹入眼成翳 …… 105
又方 …… 105
治口疮 …… 106
治脓耳 …… 106
治蓄热在中，身热狂躁，昏迷不食 …… 106
治虫咬心痛欲绝 …… 106
治脾胃虑寒吐泻等病，及治冷痰 …… 106
治外肾肿硬成疝 …… 107
钩藤膏 …… 107
魏香散 …… 107

地黄散 …… 107
治热痢下血 …… 108
菖蒲丸 …… 108
鸡头丸 …… 109
羚羊角丸 …… 109
全蝎散 …… 110
和中散 …… 110
紫苏子散 …… 110
赤石脂散 …… 111
柏墨散 …… 111
至宝丹 …… 111
紫雪 …… 112
理中丸 …… 113
五苓散 …… 113
附子理中丸 …… 114
金液丹 …… 114
又方 …… 115
青州白丸子 …… 115

附二　《董氏小儿斑疹备急方论》

序 …… 117
自序 …… 118
总论 …… 119
药方 …… 122
升麻散 …… 122
白虎汤 …… 122
紫草散 …… 122

抱龙丸 …… 123
救生散 …… 123
牛李膏 …… 124
玳瑁散 …… 124
利毒丸 …… 124
如圣汤 …… 125
甘露饮 …… 125
神仙紫雪 …… 126
调肝散 …… 126
护目膏 …… 127
胡荽酒方 …… 127
牛黄散方 …… 128
蛇蜕散 …… 128
真珠散 …… 128

后序 …… 129

卷　上

脉证治法

小儿脉法

脉乱不治[①]，气不和弦急，伤食沉缓，虚惊促急，风浮，冷沉细。

变蒸

小儿在母腹中，乃生骨气，五脏六腑，成而未全。自生之后，即长骨脉，五脏六腑之神智也。变者，易也。（巢论云：上多变气。）又生变蒸者，自内而长，自下而上，又身热，故以生之日后，三十二日一变。变每毕，即情性有异于前。何者？长生腑脏智意故也。何谓三十二日长骨添精神？人有三百六十五[②]骨，除手足中四十五碎骨外，有三百二十数。自生下，骨一日十段而上之，十日

---

① 不治：《新书》卷二第十三引本书作小字，以下“气不和”、“伤食”、“虚惊”、“风”“冷”俱同。

② 五：原脱，据周学海本、《类聚》卷二百四十一引本书及薛氏校注本补。

百段。三十二日计三百二十段，为一遍。亦曰一蒸。骨之余气，自[①]脑分入龈中，作三十二齿。而齿牙有不及三十二数者，由变不足其常也。或二十八日即至，长二十八齿，以下仿此，但不过三十二之数也。凡一周遍，乃发虚热，诸病如是。

十周则小蒸毕也。计三百二十日生骨气，乃全而未壮也。故初三十二日一变，生肾[②]生志。六十四日再变生膀胱。其发耳与尻冷。肾与膀胱俱主于水，水数一，故先变。生之九十六日三变，生心喜。一百二十八日四变生小肠。其发汗出而微惊。心为火，火数二，一百六十日五变生肝哭。一百九十二日六变生胆。其发目不开而赤。肝主木，木数三。二百二十四日七变生肺声。二百五十六日[③]八变生大肠。其发肤热而汗或不汗。肺属金，金数四。二百八十八日九变生脾智。三百二十日十变生胃。其发不食，肠痛而吐乳。此后乃齿生，能言知喜怒，故云始全也。太仓云：气入四肢，长碎骨于十变。后六十四日长其经脉，手足受血，故手能持物，足能行立也。经云：变且蒸，谓蒸毕而足一岁之日也。师曰：不汗而

---

① 自：原作“头”，据《新书》卷七第一、《类聚》卷二百四十一引本书改。

② 肾：此下原衍“生”，据《新书》卷七第一、《类聚》卷二百四十一引本书及前后文义删。

③ 六：原误作“八”，据周学海本及《新书》卷七第一、《类聚》卷二百四十一引本书及前后文义改。

热者，发其汗，大吐者，微下，不可余治。是以小儿须变蒸。脱齿者，如花之易苗。所谓不及三十二齿，由变之不及。齿当与变日相合也，年壮而视齿方明[①]。

五脏所主

心主惊。实则叫哭发热，饮水而摇（聚珍本作搐）；虚则卧而悸动不安。

肝主风。实则目直，大叫，呵欠，项急，顿闷；虚则咬[②]牙，多欠气。气热则外生；气温则内生[③]。

脾主困。实则困睡，身热，饮水；虚则吐泻，生风。

肺主喘。实则闷乱喘促，有饮水者，有不饮水者；虚则哽气，长出气。

肾主虚，无实也。惟疮疹，肾实则变黑陷。

更当别虚实证。假如肺病又见肝证，咬牙多呵欠者，易治，肝虚不能胜肺故也。若目直、大叫哭、项急、顿闷者，难治。盖肺久病则虚冷，肝强实而反胜肺也。视病之新久虚实，虚则补母，实则泻子。

---

① 视齿方明：《类聚》卷二百四十一引本书注文曰："视当作蜕，明当作周。"

② 咬：原作"前"，据周学海本、《类聚》卷二百三十九引本书改。

③ 生："生"下原衍"气"，据《新书》卷三第一、《类聚》卷二百三十九书及上、下文义删。

五脏病

肝病，哭叫，目直，呵欠，顿闷，项急。

心病，多叫哭，惊悸，手足动摇，发热饮水。

脾病，困睡，泄泻，不思饮食。

肺病，闷乱哽气，长出气，气短喘息。

肾病，无精光，畏明，体骨重。

肝外感生风

呵欠，顿闷，口中气热。当发散，大青膏主之。若能食，饮水不止，当大黄丸微下之。余不可下。

肝热

手寻衣领及乱捻物，泻青丸主之。壮热饮水，喘闷，泻白散主之。

肺热

手掐眉目鼻面，甘桔汤主之。

肺盛复有风冷

胸满短气，气急喘嗽上气。当先散肺，后发散风冷。

散肺，泻白散、大青膏主之。肺不伤寒则不胸满。

肺虚热

唇深红色，治之散肺。虚热，少服泻白散。

肺脏怯

唇白色，当补肺，阿胶散主之。若闷乱气粗，喘促哽气者，难治，肺虚损故也。

脾肺病久，则虚而唇白。脾者肺之母也，母子皆虚，不能相营，故名曰怯肺，主唇白。白而泽者吉，白如枯骨者死。

心热

视其睡，口中气温，或合面睡，及上窜咬牙，皆心热也。导赤散主之。

心气热则心胸亦热，欲言不能而有就冷之意，故合面卧。

心实

心气实则气上下行涩，合卧则气不得通。故喜仰卧，则气得上下通也。泻心汤主之。

肾虚

儿本虚怯，由胎气不成，则神不足。目中白睛多，其颅即解，（囟开也）面色㿠白。此皆难养，纵长不过八八之数。若恣色欲多，不及四旬而亡。或有因病而致肾虚者，非也。又肾气不足，则下窜，盖骨重惟欲坠于下而缩身也。肾水，阴也，肾虚则畏明，皆宜补肾，地黄丸主之。

面上证

左腮为肝，右腮为肺，额上为心，鼻为脾，颏为肾。赤者，热也，随证治之。

目内证

赤者，心热，导赤散主之。

淡红者，心虚热，生犀散主之。

青者，肝热，泻青丸主之。浅淡者补之。

黄者，脾热，泻黄散主之。

无精光者，肾虚，地黄丸主之。

肝病胜肺

肝病秋见（一作日晡），肝强胜肺，肺怯不能胜肝，当补脾肺治肝。益脾者，母令子实故也。补脾，益黄散；治肝，泻青丸主之。

肺病胜肝

肺病春见（一作早晨），肺胜肝，当补肾肝、治肺脏。肝怯者，受病也。补肝肾，地黄丸；治肺，泻白散主之。

肝有风

目连扎不搐，得心热则搐。治肝，泻青丸；治心，导赤散主之。

肝有热

目直视不搐，得心热则搐。治肝，泻青丸；治心，导赤散主之。

肝有风甚

身反折强直不搐，心不受热也，当补肾治肝。补肾，地黄丸；治肝，泻青丸主之。

凡病或新或久，皆引肝风，风动而上于头目，目属肝，肝风入于目，上下左右如风吹，不轻不重，儿不能任，故目连扎也。若热入于目，牵其筋脉，两眦俱紧，不能转视，故目直也。若得心热则搐，以其子母俱有实热，风火相搏故也。治肝，泻青丸；治心，导赤散主之。

惊痫发搐

男发搐，目左视无声，右视有声；女发搐，目右视无声，左视有声：相胜故也。更有发时证。

早晨发搐

因潮热，寅、卯、辰时身体壮热，目上视，手足动摇，口内生热涎，项颈急。此肝旺，当补肾治肝也。补肾，地黄丸；治肝，泻青丸主之。

日午发搐

因潮热，巳、午、未时发搐，心神惊悸，目上视，白睛赤色，牙关紧，口内涎，手足动摇。此心旺也，当补肝治心。治心，导赤散、凉惊丸；补肝，地黄丸主之。

日晚发搐

因潮热，申、酉、戌时不甚搐而喘，目微斜视，身体似热，睡露睛，手足冷，大便淡黄水。是肺旺，当补脾治心肝。补脾，益黄散；治肝，泻青丸；治心，导赤散主之。

夜间发搐

因潮热，亥、子、丑时不甚搐，而卧不稳，身体温壮，目睛紧斜视，喉中有痰，大便银褐色，乳食不消，多睡，不纳津液。当补脾治心。补脾，益黄散；治心，导赤散、凉惊丸主之。

伤风后发搐

伤风后得之，口中气出热，呵欠，顿闷，手足动摇。当发散，大青膏主之。小儿生本怯者，多此病也。

伤食后发搐

伤食后得之，身体温，多唾多睡，或吐不思食而发搐。当先定搐，搐退，白饼子下之，后服安神丸。

百日内发搐

真者不过三两次必死，假者发频不为重。真者内生惊痫，假者外伤风冷。盖血气未实，不能胜任乃发搐也。欲知假者，口中气出热也。治之可发散，大青膏主之，及用涂囟浴体法。

急惊

因闻大声或大惊而发搐，发过则如故，此无阴也。

当下，利惊丸主之。小儿急惊者，本因热生于心。身热面赤引饮，口中气热，大小便黄赤，剧则搐也。盖热盛则风生，风属肝，此阳盛阴虚也。故利惊丸主之，以除其痰热。不可与巴豆及温药大下之，恐蓄虚热不消也。小儿热痰客于心胃，因闻声非常，则动而惊搐矣。若热极，虽不因闻声及惊，亦自发搐。

慢惊

因病后，或吐泻脾胃虚损，遍身冷，口鼻气出亦冷，手足时瘛疭，昏睡，睡露睛。此无阳也，栝蒌汤主之。

凡急慢惊，阴阳异证，切宜辨而治之，急惊合凉泻，慢惊合温补。世间俗方，多不分别，误小儿甚多。又小儿伤于风冷，病吐泻，医谓脾虚，以温补之；不已，复以凉药治之；又不已，谓之本伤风，医乱攻之。因脾气即虚，内不能散，外不能解。至十余日，其证多睡露睛，身温，风在脾胃，故大便不聚而为泻。当去脾间风，风退则利止。宣风散主之。后用使君子丸补其胃。亦有诸吐利久不瘥者，脾虚生风而成慢惊。

五痫

凡治五痫，皆随脏治之，每脏各有一兽并，五色丸治其病也。

犬痫：反折，上窜，犬叫，肝也。

羊痫：目证，吐舌，羊叫，心也。

牛痫：目直视，腹满，牛叫，脾也。

鸡痫：惊跳，反折，手纵，鸡叫，肺也。

猪痫：如尸，吐沫，猪叫，肾也。

五痫重者死，病后甚者亦死。

疮疹候

面燥腮赤，目胞亦赤，呵欠顿闷，乍凉乍热，咳嗽嚏喷，手足梢冷，夜卧惊悸多睡，并疮疹证，此天行之病也。惟用温凉药治之，不可妄下及妄攻发、受风冷。

五脏各有一证：肝脏水疱；肺脏脓疱；心脏斑；脾脏疹；归肾变黑。

惟斑疹病后，或发痫，余疮难发。痫矣，木胜脾，木归心故也。若凉惊，用凉惊丸；温惊，用粉红丸。

小儿在胎十月，食五脏血秽，生下则其毒当出。故疮疹之状，皆五脏之液。肝主泪，肺主涕，心主血，脾为裹血。其疮出有五名，肝为水疱，以泪出如水，其色青小。肺为脓疱，如涕稠浊，色白而大。心为斑，主心血，色赤而小，次于水疱。脾为疹，小次斑疮，其主裹血，故赤色黄浅也。涕、泪出多，故脓疱、水疱皆大；血营于内，所出不多，故斑疹皆小也。病疱者，涕泪俱少，譬胞中容水，水去则瘦故也。

始发潮热三日以上，热运入皮肤，即发疮疹，而不甚多者，热留肤腠之间故也。潮热随脏出，如早食潮热不已，为水疱之类也。

疮疹始发之时，五脏证见，惟肾无候，但见平证，耳尻凉、耳凉是也。尻、耳俱属于肾，其居北方，主冷也。若疮黑陷，而耳、尻反热者，为逆也。若用百祥丸、牛李膏各三服不愈者，死病也。

凡疮疹若出，辨视轻重。若一发便出尽者，必重也；疮夹疹者，半轻半重也；出稀者轻，里外微红者轻；外黑里赤者微重也；外白里黑者大重也；疮端里黑点如针孔者势剧也。青干紫陷，昏睡，汗出不止，烦躁热渴，腹胀，啼喘，大小便不通者困也。凡疮疹当乳母慎口，不可令饥及受风冷。必归肾而变黑，难治也。

有大热者，当利小便；有小热者，宜解毒。若黑紫干陷者，百祥丸下之；不黑者慎勿下。更看时月轻重：大抵疮疹属阳，出则为顺，故春夏病为顺，秋冬病为逆。冬月肾旺又盛寒，病多归肾变黑。又当辨春脓疱，夏黑陷，秋斑子，冬疹子，亦不顺也，虽重病犹十活四五。黑者无问何时，十难救一。其候或寒战噤牙，或身黄肿紫，宜急以百祥丸下之。复恶寒不已，身冷出汗，耳尻反热者，死病也。何以然？肾气大旺，脾虚不能制故也。

下后身热气温，欲饮水者可治，以脾土胜肾，寒去而温热也。治之宜解毒，不可妄下，妄下则内虚多归于肾。若能食而痂头焦起，或未黑而喘实者，可下之。身热，烦渴，腹满而喘，大小便涩，面赤，闷乱，大吐，此当利小便；不瘥者，宜宣风散下之。若五七日痂不焦，是内发热，热气蒸于皮中，故疮不得焦痂也。宜宣风散导之，用生犀磨汁解之，使热不生，必著痂矣。

疮疹由内相胜也，惟斑疹能作搐。疹为脾所生，脾虚而肝旺乘之。木来胜土，热气相击，动于心神，心喜为热，神气不安，因搐成痫。斑子为心所生，心生热，热则生风，风属于肝，二脏相搏，风火相争，故发搐也。治之当泻心肝补其母，栝蒌汤主之。

疮黑而急泻，便脓血并痂皮者顺，水谷不消者逆。何以然？且疮黑属肾，脾气本强，或旧服补脾药，脾气得实，肾虽用事，脾可制之。今疮入腹为脓血及连痂皮得出，是脾强肾退，即病出而安也。米谷及泻乳不化者，是脾虚不能制肾，故自泄也，此必难治。

伤风

昏睡口中气热，呵欠顿闷，当发散，与大青膏解。不散，有下证，当下，大黄丸主之。大饮水不止而善食者，可微下。余不可下也。

伤风手足冷

脾脏怯也，当和脾后发散。和脾，益黄散；发散，大青膏主之。

伤风自利

脾脏虚怯也，当补脾，益黄散；发散，大青膏主之。未瘥，调中丸主之。有下证，大黄丸下之。下后服温惊丸。

伤风腹胀

脾脏虚也，当补脾，必不喘后发散，仍补脾也。去胀，塌气丸主之；发散，大青膏主之。

伤风兼脏

兼心则惊悸；兼肺则闷乱，喘息哽气，长出气，嗽。兼肾则畏明。

各随补母，脏虚见故也。

伤风下后余热

以药下之太过，胃中虚热，饮水无力也。当生胃中津液，多服白术散。

伤寒疮疹同异

伤寒男体重，面黄；女面赤、喘急、憎寒。各口中气热、呵欠顿闷，项急也。疮疹则腮赤燥，多喷嚏，悸动，昏倦，四肢冷也。伤寒，当发散之。治疮疹，行温平之功，有大热者解毒。余见前说。

初生三日内吐泻壮热

不思乳食，大便乳食不消或白色，是伤食。当下之，后和胃。下用白饼子；和胃用益黄散主之。

初生三日以上至十日吐泻身温凉

不思乳食，大便青白色，乳食不消，此上实下虚也。更有兼见证。

肺睡露睛、喘气；心惊悸、饮水；脾困倦、饶[①]睡；肝呵欠、顿闷；肾不语、畏明。

当泻，见儿兼脏，补脾，益黄散主之。此二证。多病于秋夏也。

初生下吐

初生下，拭掠儿口中，秽恶不尽，咽入喉中故吐，

① 饶：多。

木瓜丸主之。凡初生，急须拭掠口中，令净，若啼声一发则咽下，多生诸病。

伤风吐泻身温

乍凉乍热，睡多气粗，大便黄白色，呕吐，乳食不消，时咳嗽，更有五脏兼见证，当煎入脏君臣药，化大青膏，后服益黄散。如先曾下，或无下证，慎不可下也。此乃脾肺受寒，不能入食也。

伤风吐泻身热

多睡，能食乳，饮水不止，吐痰，大便黄水，此为胃虚热渴吐泻也。当生胃中津液，以止其渴，止后用发散药。止渴多服白术散。发散大青膏主之。

伤风吐泻身凉

吐沫，泻青白色，闷乱不渴，哽气，长出气，睡露睛，此伤风荏苒轻怯，因成吐泻。当补脾后发散。补脾，益黄散；发散，大青膏主之。此二证，多病于春冬也。

风温潮热壮热相似

潮热者，时间发热，过时即退，来日依时发热，此欲发惊也。壮热者，一向热而不已，甚则发惊痫也。风热者，身热而口中气热，有风证。温壮者，但温而不热也。

肾怯失音相似

病吐泻及大病后，虽有声而不能言，又能咽药，此非失音，为肾怯，不能上接于阳故也。当补肾，地黄丸主之。失音乃猝病耳。

黄相似

身皮、目皆黄者，黄病也。身痛，膊背强，大小便涩，一身尽黄，面目指爪皆黄，小便如屋尘色，看物皆黄，渴者难治，此黄疸也。二证多病于大病后。别有一证，不因病后，身微黄者，胃热也。大人亦同。又有面黄，腹大，食土，渴者，脾疳也。又有自生而身黄者，胎疸也。古书云：诸疸皆热，色深黄者是也；若淡黄兼白者，胃怯、胃不和也。

夏秋吐泻

五月十五日以后，吐泻，身壮热，此热也。小儿脏腑，十分中九分热也。或因伤热乳食，吐乳不消，泻深黄色，玉露散主之。

六月十五日以后，吐泻，身温似热，脏腑六分热四分冷也。吐呕，乳食不消，泻黄白色，似渴，或食乳或不食乳。食前少服益黄散；食后多服玉露散。

七月七日以后，吐泻，身温凉，三分热七分冷也。不能食乳，多似睡，闷乱哽气，长出气，睡露睛，唇白多哕，欲大便，不渴。食前多服益黄散；食后少服玉露散。

八月十五日以后，吐泻，身冷无阳也。不能食乳，干哕，泻青褐水。当补脾，益黄散主之。不可下也。

吐乳

吐乳，泻黄，伤热乳也。吐乳，泻青，伤冷乳也。皆当下。

虚羸

脾胃不和，不能食乳，致肌瘦。亦因大病，或吐泻后，脾胃尚弱，不能传化谷气也。有冷者，时时下利，唇口青白；有热者，温壮身热，肌肉微黄。此冷热虚羸也。冷者，木香丸主之。夏月不可服，如有证则少服之。热者，胡黄连丸主之。冬月不可服，如有证则少服之。

咳嗽

夫嗽者，肺感微寒。八九月间，肺气大旺，病嗽者，其病必实，非久病也。其证面赤、痰盛、身热，法当以葶苈丸下之。若久者，不可下也。十一月、十二月嗽者，乃伤风嗽也，风从背脊第三椎肺俞穴入也，当以麻黄汤汗之。有热证，面赤、饮水、涎热、咽喉不利者，宜兼甘桔汤治之。若五七日间，其证身热，痰盛，唾黏者，以褊银丸下之。有肺盛者，咳而后喘，面肿，欲饮水，有不饮水者，其身即热，以泻白散泻之。若伤风咳嗽五七日，无热证而但嗽者，亦葶苈丸下之，后用化痰药。有肺虚者，咳而哽气，时时长出气，喉中有声，此久病也，以阿胶散补之。痰盛者，先实脾，后以褊银丸微下之，涎退即补肺，补肺如上法。有嗽而吐水，或青绿水者，以百祥丸下之。有嗽而吐痰涎、乳食者，以白饼子下之，有嗽而咯脓血者，乃肺热，食后服甘桔汤。久嗽者，肺亡津液，阿胶散补之。咳而痰实，不甚喘，而面赤，时饮水者，可褊银丸下之。治嗽大法：盛即下之，久即补之，更量虚实，以意增损。

诸疳

疳在内，目肿，腹胀，利色无常，或沫青白，渐瘦弱，此冷证也。

疳在外，鼻下赤烂，自揉[①]，鼻头上有疮不著痂，渐绕耳生疮。治鼻疮烂，兰香散。诸疮，白粉散主之；肝疳，白膜遮睛，当补肝，地黄丸主之；心疳，面黄颊赤，身壮热，当补心，安神丸主之；脾疳，体黄腹大，食泥土，当补脾，益黄散主之；肾疳，极瘦，身有疮疥，当补肾，地黄丸主之；筋疳，泻血而瘦，当补肝，地黄丸主之；肺疳，气喘，口鼻生疮，当补脾肺，益黄散主之；骨疳，喜卧冷地，当补肾，地黄丸主之；诸疳，皆依本脏补其母及与治疳药，冷则木香丸，热则胡黄连丸主之。

疳皆脾胃病，亡津液之所作也。因大病或吐泻后，以药吐下，致脾胃虚弱亡津液。且小儿病疳，皆愚医之所坏病。假如潮热，是一脏虚一脏实，而内发虚热也。法当补母而泻本脏则愈。假令日中发潮热，是心虚热也，肝为心母，则宜先补肝，肝实而后泻心，心得母气则内平，而潮热愈也。医见潮热，妄谓其实，乃以大黄、牙硝辈诸冷药利之。利既多矣，不能禁约而津液内亡，即成疳也。又有病癖，其疾发作，寒热饮水，胁下有形硬痛。治癖之法，当渐消磨，医反以巴豆、硇砂辈下之。小儿易虚易实，下之既过，胃中津液耗损，渐令

① 揉：原无，据《新书》卷二十四第三、《类聚》卷二百五十三引本书补。

疳瘦。

又有病伤寒，五六日间有下证，以冷药下之太过，致脾胃津液少，即使引饮不止，而生热也。热气内耗，肌肉外消，他邪相干，证变诸端，因亦成疳。

又有吐泻久病，或医妄下之，其虚益甚，津液燥损，亦能成疳。

又有肥疳，即脾疳也，身瘦黄，皮干，而有疮疥。其候不一，种种异端，今略举纲纪：目涩或生白膜，唇赤，身黄干或黑，喜卧冷地，或食泥土，身有疥疮，泻青白黄沫，水利色变，易腹满，身耳鼻皆有疮，发鬓作穗，头大项细极瘦，饮水，皆其证也。

大抵疳病当辨冷热肥瘦。其初病者为肥热疳，久病者为瘦冷疳。冷者木香丸，热者胡[①]黄连丸主之。冷热之疳，尤宜如圣丸。故小儿之脏腑柔弱，不可痛击，大下必亡津液而成疳。凡有可下，量大小虚实而下之，则不至为疳也。初病津液少者，当生胃中津液，白术散主之。惟多则妙。余见下。

胃气不和

面晄白无精光，口中气冷，不思食，吐水。当补脾，

① 胡：原无，据《新书》卷二十四第三引本书、及目录、卷下“胡黄连丸”补。

益黄散主之。

胃冷虚

面㿠白色弱，腹痛不思食。当补脾，益黄散主之。若下利者，调中丸主之。

积痛

口中气温，面黄白，目无精光，或白睛多，及多睡，畏食，或大便酸臭者。当磨积，宜消积丸；甚者，当白饼子下之。后和胃。

虫痛（虚实腹痛附）

面㿠白，心腹痛，口中沫及清水出，发痛有时，安虫散主之。小儿本怯者，多此病。

积痛、食痛、虚痛，大同小异。惟虫痛者，当口淡而沫自出，治之随其证。

虫与痫相似

小儿本怯，故胃虚冷，则虫动而心痛，与痫略相似，但目不斜，手不搐也。安虫散主之。

气不和

口频撮，当调气，益黄散主之。

食不消

脾胃冷，故不能消化。当补脾，益黄散主之。

腹中有癖

不食，但饮乳是也。当渐用白饼子下之。

小儿病癖，由乳食不消，伏在腹中，乍凉乍热，饮水或喘嗽，与潮热相类，不早治，必成疳。以其有癖，则令儿不食，致脾胃虚而热发，故引饮水过多，即荡涤肠胃，亡失津液，脾胃不能传化水谷，其脉沉细，益不食，脾胃虚衰，四肢不举，诸邪遂生，鲜不瘦而成疳矣。余见疳门。

虚实腹胀（肿附）

腹胀由脾胃虚，气攻作也。实者闷乱喘满，可下之，用紫霜丸白饼子。不喘者虚也，不可下。若误下，则脾气虚，上附肺而行，肺与脾子母皆虚。肺主目胞腮之类，脾主四肢，母气虚甚，即目胞腮肿也。色黄者，属脾也。治之用塌气丸渐消之。未愈渐加丸数，不可以丁香、木香、橘皮、豆蔻大温散药治之。何以然？脾虚气未出，腹胀而不喘，可以散药治之。使上下分消其气，则愈也。若虚气已出，附肺而行，即脾胃内弱，每生虚气，入于四肢面目矣。小儿易为虚实，脾虚不受寒温，服寒则生冷，服温则生热，当识此勿误也。胃久虚热，多生疸病，或引饮不止。脾虚不能胜肾，随肺之气上行于四肢，若水状；肾气浸浮于肺，即大喘也。此当服塌气丸。病愈后面未红者，虚衰未复故也。

治腹胀者，譬如行兵战寇于林。寇未出林，以兵攻之，必可获；寇若出林，不可急攻，攻必有失，当以意渐收之，即顺也。

治虚腹胀，先服塌气丸；不愈，腹中有食积结粪，小便黄，时微喘，脉伏而实，时饮水，能食者，可下之。盖脾初虚而后结有积。所治宜先补脾，后下之，下后又补脾，即愈也。补肺恐生虚喘。

喜汗

厚衣卧而额汗出也，止汗散主之。

盗汗

睡而自汗出，肌肉虚也，止汗散主之。遍身汗，香瓜丸主之。

夜啼

脾脏冷而痛也，当与温中药，及以法禳之，花火膏主之。

惊啼

邪热乘心也，当安心，安神丸主之。

弄舌

脾脏微热，令舌络微紧，时时舒舌。治之勿用冷药及下之，当少与泻黄散，渐服之。亦或饮水，医疑为热，必冷药下之者，非也。饮水者，脾胃虚，津液少也。又加面黄肌瘦，五心烦热，即为疳瘦，宜胡黄连丸辈。大病未已，弄舌者凶。

丹瘤

热毒气客于腠理，搏于血气，发于外皮，上赤如丹，当以白玉散涂之。

解颅

年大而囟不合，肾气不成也，长必少笑。更有目白睛多，㿠白色瘦者，多愁少喜也。余见肾虚。

太阳虚汗

上至头，下至项，不过胸也，不须治之。

胃怯汗

上至项，下至脐，此胃虚，当补胃，益黄散主之。

胃啼

小儿筋骨血脉未成，多哭者，至小所有也。

胎肥

生下肌肉厚，遍身血色红。满月以后，渐渐肌瘦，目白睛粉红色，五心热，大便难，时时生涎，浴体法主之。

胎怯

生下面色无精光，肌肉薄，大便白水，身无血色，时时哽气多哕，目无精彩，当浴体法主之。

胎热

生下有血气，时叫哭，身壮热如淡茶色，目赤，小便赤黄，粪稠，急食乳，浴体法主之。更别父母肥瘦，肥不可生瘦，瘦不可生肥也。

急欲乳不能食

因客风热入儿脐，流入心脾经，即舌厚唇燥，口不能乘乳，当凉心脾。

龟背龟胸

肺热胀满，攻于胸膈，即成龟胸。又乳母多食五辛亦成。儿生下客风入脊，逐于骨髓。即成龟背。治之以龟尿点筋骨。取尿之法，当莲叶安龟在上，后用镜照之，自尿出，以物盛之。

肿病

肾热传于膀胱，膀胱热盛，逆于脾胃，脾胃虚而不能制肾，水反克土，脾随水行，脾主四肢，故流走而身面皆肿也。若大喘者重也。何以然？肾大盛而克退脾土，上胜心火，心又胜肺，肺为心克，故喘。或问曰：心刑肺，肺本见虚，今何喘实？曰：此有二，一者肺大喘，此五脏逆；二者肾水气上行，傍浸于肺，故令大喘。此皆难治。

五脏相胜轻重

肝脏病见秋，木旺肝强胜肺也，宜补肺泻肝。轻者肝病退，重者唇白而死。

肺病见春，金旺肺胜肝，当泻肺。轻者肺病退，重者目淡青，必发惊。更有赤者，当搐，为肝怯，当目淡青色也。

心病见冬，火旺心强胜肾，当补肾治心。轻者病退，重者下窜不语，肾虚怯也。

肾病见夏，水胜火，肾胜心也，当治肾。轻者病退，重者悸动当搐也。

脾病见四旁，皆仿此治之。顺者易治，逆者难治。脾怯当面赤黄，五脏相反，随证治之。

杂病证

目赤兼青者，欲发搐。

目直而青，身反折强直者，生惊。

咬牙甚者，发惊。

口中吐沫水者，后必虫痛。

昏睡善嚏悸者，将发疮疹。

吐泻昏睡露睛者，胃虚热。

吐泻昏睡不露睛者，胃实热。

吐泻乳不化，伤食也，下之。

吐沫及痰或白、绿水，皆胃虚冷。

吐稠涎及血，皆肺热，久则虚。

泻黄、红、赤、黑皆热，赤亦毒。

泻青白，谷不化，胃冷。

身热不饮水者，热在外；身热饮水者，热在内。

口噤不止则失音。迟声亦同。

长大不行，行则脚细。

齿久不生，生则不固。

发久不生，生则不黑。

血虚怯为冷所乘，则唇青。

尿深黄色，久则尿血。

小便不通，久则胀满，当利小便。

洗浴拭脐不干，风入作疮，令儿撮口，甚者，是脾虚。

吐涎痰热者，下之；吐涎痰冷者，温之。

先发脓疱，后发斑子者，逆。

先发脓疱，后发疹子者，顺。

先发水疱，后发疹子者，逆。

先发脓疱，后发水疱多者，顺；少者，逆。

先水疱，后斑子多者，逆；少者，顺。

先疹子，后斑子者，顺。

凡疮疹只出一般者，善。

胎实面红，目黑睛多者，多喜笑。

胎怯面黄，目黑睛少，白睛多者，多哭。

凡病先虚，或下之，合下者先实其母，然后下之。假令肺虚而痰实，此可下。先当益脾，后方泻肺也。

大喜后食乳食，多成惊痫。

大哭后食乳食，多成吐泻。

心痛吐水者，虫痛。

心痛不吐水者，冷心痛。

吐水不心痛者，胃冷。

病重，面有五色不常；不泽者，死。

呵欠面赤者，风热。

呵欠面青者，惊风。

呵欠面黄者，脾虚惊。

呵欠多睡者，内热。

呵欠气热者，伤风。

热证疏利或解化后，无虚证，勿温补，热必随生。

不治证

目赤脉贯瞳仁。

囟肿及陷。

鼻干黑。

鱼口气急。

吐虫不定。

泻不定，精神好。

大渴不止，止之又渴。

吹鼻不喷。

病重口干不睡。

时气唇上青黑点。

颊深赤如涂胭脂。

鼻开张。

喘急不定。

卷　中

记尝所治病二十三证

李寺丞子，三岁，病搐，自卯至巳。数医不治，后召钱氏视之。搐目右视，大叫哭。李曰：何以搐右？钱曰：逆也。李曰：何以逆？曰：男为阳而本发左。女为阴而本发右。若男目左视，发搐时无声，右视有声；女发时，右视无声，左视有声。所以然者，左肝右肺，肝木肺金，男目右视，肺胜肝也；金来刑木，二脏相战，故有声也。治之，泻其强而补其弱。心实者，亦当泻之，肺虚不可泻。肺虚之候，闷乱哽气，长出气，此病男反女，故男易治于女也。假令女发，搐目左视，肺之胜肝，又病在秋，即肺兼旺位，肝不能任，故哭叫。当大泻其肺，然后治心续肝。所以俱言，目反直视，乃肝主目也。凡搐者，风热相搏于内，风属肝，故引见之于目也。钱用泻肺汤泻之，二日不闷乱，当知肺病退。后下地黄丸补肾，三服后，用泻青丸、凉惊丸各二服。凡用泻心肝药，五日方愈，不妄治也。又言：肺虚不可泻者何也？

曰：设令男目右视，木反克金，肝旺胜肺，而但泻肝，若更病在春夏，金气极虚，故当补其肺，慎勿泻也。

广亲宅七太尉，方七岁，潮热数日欲愈。钱谓其父二大王曰：七使潮热方安，八使预防惊搐。王怒曰：但使七使愈，勿言八使病。钱曰：八使过来日午间，即无苦也。次日午前，果作急搐。召钱治之，三日而愈。盖预见目直视而腮赤，必肝心俱热，更坐石杌[①]子，乃欲冷，此热甚也。肌肤素肥盛，脉又急促，故必惊搐。所言午[②]时者，自寅至午，皆心肝所用事时。治之，泻心肝补肾，自安矣。

李司户孙病，生百日，发搐三五次。请众医治，作天钓或作胎惊痫，皆无应者。后钱用大青膏如小豆许，作一服发之。复与涂囟法封之，及浴法，三日而愈。何以然？婴儿初生，肌骨嫩怯，被风伤之，子不能任，故发搐。频发者，轻也。何者？客风在内，每遇不任即搐。搐稀者，是内脏发病，不可救也。搐频者。宜散风冷，故用大青膏。不可多服，盖儿至小，易虚易实，多即生热，止一服而已，更当封浴，无不效者。

东都王氏子，吐泻，诸医药下之，至虚，变慢惊。

① 杌：原误作“机”，据《新书》卷八第六引本书改。
② 午：原作“语”，据《类聚》卷二百五十五引本书及1991年人卫本改。

其候，睡露睛，手足瘛疭而身冷。钱曰：此慢惊也。与栝蒌汤，其子胃气实，即开目而身温。王疑其子不大小便，令诸医以药利之。医留八正散等，数服不利而身复冷。令钱氏利小便。钱曰：不当利小便，利之必身冷。王曰：已身冷矣，因抱出。钱曰：不能食而胃中虚，若利大小便即死。久即脾胃俱虚，当身冷而闭目，幸胎气实而难衰也。钱用益黄散、使君子丸，四服，令微饮食。至日午果能饮食。所以然者，谓利大小便，脾胃虚寒，当补脾，不可别攻也。后又不语，诸医作失音治之。钱曰：既失音，何[①]开目而能饮食。又牙不紧，而口不紧也，诸医不能晓。钱以地黄丸补肾。所以然者，用清药利小便，致脾肾俱虚，今脾已实，肾虚，故补肾必安。治之半月而能言，一月而痊也。

东都药铺杜氏，有子五岁，自十一月病嗽，至三月末止。始得嗽而吐痰，乃外风寒蓄入肺经，令肺病嗽而吐痰，风在肺中故也。宜以麻黄辈发散；后用凉药压之即愈。时医以铁粉丸、半夏丸、褊银丸诸法下之，其肺即虚而嗽甚。至春三月间尚未愈，召钱氏视之。其候面青而光，嗽而喘促哽气，又时长出气。钱曰：痰困十已八九。所以然者，面青而光，肝气旺也。春三月者，肝

① 何：原无，据《新书》卷九第三、《类聚》卷二十五十五引本书补。

之位也，肺衰之时也。嗽者，肺之病。肺之病，自十一月至三月，久即虚痿。又曾下之，脾肺子母也，复为肝所胜，此为逆也，故嗽而喘促，哽气，长出气也。钱急与泻青丸，泻后与阿胶散实肺。次日面青而不光，钱又补肺，而嗽如前，钱又泻肝，泻肝未已，又加肺虚，唇白如练。钱曰：此病必死，不可治也。何者？肝大旺而肺虚绝[①]，肺病不得其时而肝胜之。今三泻肝而肝病不退，三补肺而肺证犹虚，此不久生，故言死也。此证病于秋者，十救三四；春夏者，十难救一。果大喘而死。

京东转运使李公，有孙八岁，病嗽而胸满短气。医者言肺经有热，用竹叶汤、牛黄膏各二服治之，三日加喘。钱曰：此肺气不足，复有寒邪。即使喘满，当补肺脾，勿服凉药。李曰：医已用竹叶汤、牛黄膏。钱曰：何治也？医曰：退热、退涎。钱曰：何热所作？曰：肺经热而生嗽，嗽久不除生涎。钱曰：本虚而风寒所作，何热也？若作肺热，何不治其肺而反调心？盖竹叶汤、牛黄膏，治心药也。医有惭色。钱治愈。

东都张氏孙，九岁，病肺热。他医以犀、珠、龙、麝、生牛黄治之，一月不愈。其证：嗽喘，闷乱，饮水不止，全不能食。钱氏用使君子丸、益黄散。张曰：本

① 绝：原作“热”，据《新书》卷十六第一、《类聚》卷二百四十五引本书改。

有热，何以又行温药？他医用凉药攻之，一月尚无效。钱曰：凉药久则寒不能食。小儿虚不能食，当补脾，候饮食如故，即泻肺经，病必愈矣。服补脾药二日，其子欲饮食。钱以泻白散泻其肺，遂愈。张曰：何以不虚？钱曰：先实其脾，然后泻其肺，故不虚也。

睦亲宫十太尉，病疮疹，众医治之。王曰：疹未出。属何脏腑？一医言谓大热，一医言伤寒不退，一医言在母腹中有毒。钱氏曰：若言胃热，何以乍凉乍热？若言母腹中有毒发，属何脏也？医曰：在脾胃。钱曰，既在脾胃，何以惊悸？医无对。钱曰：夫胎在腹中，月至六七则已成形，食母秽液，入儿五脏。食至十月，满胃脘中，至生之时，口有不洁。产母以手拭净，则无疾病。俗以黄连汁压之，云下脐粪及涎秽也。此亦母之不洁，余气入儿脏中，本先因微寒入而成。疮疹未出。五脏皆见病症，内一脏受秽多者，乃出疮疹。初欲病时，先呵欠顿闷，惊悸，乍凉乍热，手足冷痹，面腮燥赤，咳嗽时嚏，此五脏证俱也。呵欠顿闷，肝也；时发惊悸，心也；乍凉乍热，手足冷，脾也；面目腮颊赤，嗽嚏，肺也。惟肾无候，以在腑下，不能食秽故也。凡疮疹乃五脏毒，若出归一证，则肝水疱、肝脓疱、心斑、脾疹，惟肾不食毒秽而无诸证。疮黑者属肾，由不慎风冷而不饱，内虚也。又用抱龙丸数服愈。其别无他候，故未发出，则见五脏证，已出则归一脏也。

四大王宫五太尉，因坠秋千发惊搐，医以发热药，治之不愈。钱氏曰：本急惊，后生大热，当先退其热。以大黄丸、玉露散、惺惺丸，加以牛黄、龙、麝解之。不愈。至三日，肌肤上热。钱曰：更二日不愈，必发斑疮。盖热不能出也。他医初用药发散，发散入表，表热即斑生。本初惊时，当用利惊药下之，今发散乃逆也。后二日，果斑出。以必胜膏治之，七日愈。

睦亲宅一大王，病疮疹，始用一李医，又召钱氏。钱留抱龙丸三服，李以药下之。其疹稠密，钱见大惊曰：若非转下，则为逆病。王言李已用药下之。钱曰：疮疹始出，未有他证，不可下也。但当用平和药，频与乳食，不受风冷可也。如疮疹三日不出，或出不快，即微发之；微发不出即加药，不出即大发之。如大发后不多，及脉平无证者，即疮本稀，不可更发也。有大热者，当利小便；小热者，当解毒，若出快，勿发勿下，故止用抱龙丸治之。疮痂若起，能食者，大黄丸下一二行即止。今先下一日，疮疹未能出尽，而稠密甚，则难治，此误也。纵得安，其病有三：一者疥，二者痈，三者目赤。李不能治，经三日黑陷，复召钱氏。曰：幸不发寒而病未困也。遂用百祥丸治之，以牛李膏为助。若黑者，归肾也。肾主胜脾，土不克水，故脾虚寒战则难治。所用百祥丸者，以泻膀胱之腑，腑若不实，脏自不盛也。何以不泻肾？曰：肾主虚，不受泻。若二服不效，即加寒而死。

皇都徐氏子，三岁，病潮热，每日西则发搐，身微热而目微斜，反露睛，四肢冷而喘，大便微黄。钱与李医同治。钱问李曰：病何搐也？李曰：有风。何身热微温？曰：四肢所作。何目斜露睛？曰：搐则目斜。何肢冷？曰：冷厥必内热。曰：何喘？曰：搐之甚也。曰：何以治之？曰：嚏惊丸鼻中灌之，必搐止。钱又问曰：既谓风病，温壮搐引，目斜露睛，内热肢冷，及搐甚而喘，并以何药治之？李曰：皆此药也。钱曰：不然，搐者肝实也，故令搐。日西身微热者，肺潮用事。肺主身，温且热者，为肺虚。所以目微斜、露睛者，肝肺相胜也。肢冷者，脾虚也。肺若虚甚，用益黄散、阿胶散。得脾虚证退后，以泻青丸、导赤散、凉惊丸治之。后九日平愈。

朱监簿子，五岁，夜发热，晓即如故。众医有作伤寒者，有作热治之，以凉药解之不愈。其候多涎而喜睡。他医以铁粉丸下涎，其病益甚，至五日，大引饮。钱氏曰：不可下之。乃取白术散末煎一两，汁三升，使任其意取足服。朱生曰：饮多不作泻否？钱曰：无生水不能作泻，纵荡不足怪也，但不可下耳。朱生曰：先治何病？钱曰：止渴治痰，退热清里，皆此药也。至晚服尽。钱看之曰：更可服三升。又煎白术散三升，服尽得消愈。第三日又服白术散三升，其子不渴无涎。又投阿胶散，二服而愈。

朱监簿子，三岁，忽发热。医曰：此心热，腮赤而唇红，烦躁引饮。遂用牛黄丸三服，以一物泻心汤下之。来日不愈，反加无力、不能食，又便利黄沫。钱曰：心经虚而有留热在内，必被凉药下之，致此虚劳之病也。钱先用白术散，生胃中津，后以生犀散治之。朱曰：大便黄沫如何？曰：胃气正，即泻自止，此虚热也。朱曰：医用泻心汤何如？钱曰：泻心汤者，黄连性寒，多服则利，能寒脾胃也。坐久众医至，曰实热。钱曰虚热。若实热，何以泻心汤下之不安，而又加面黄颊赤，五心烦躁，不食而引饮？医曰：既虚热，何大便黄沫？钱笑曰：便黄沫者，服泻心汤多故也。钱后与胡黄连丸治愈。

张氏三子病，岁大者，汗遍身；次者，上至顶，下至胸；小者，但额有汗。众医以麦煎散，治之不效。钱曰：大者与香瓜丸；次者与益黄散；小者与石膏汤。各五日而愈。

广亲宅四大王宫五太尉，病吐泻不止，水谷不化。众医用补药，言用姜汁调服之。六月中服温药，一日益加喘吐不定。钱曰：当用凉药治之。所以然者？谓伤热在内也。用石膏汤三服，并服之。众医皆言：吐泻多而米谷不化，当补脾，何以用凉药？王信众医，又用丁香散三服。钱后至曰：不可服此。三日外必腹满身热，饮水吐逆。三日外一如所言。所以然者，谓六月热甚，伏入腹中而令引饮，热伤脾胃，即大吐泻。他医又行温药，即上焦亦热，故喘而引饮，三日当死。众医不能治，复召钱至宫中，见有热证，以白虎汤三服，更以白饼子下之。一日减药二分，二日三日，又与白虎汤各二服，四日用石膏汤一服。旋合麦门冬、黄芩、脑子、牛黄、天竺黄、茯苓，以朱砂为衣，与五丸竹叶汤化下，热退而安。

冯承务子，五岁，吐泻，壮热，不思食。钱曰：目中黑睛少而白睛多，面色皖白，神怯也。黑睛少，肾虚也。黑睛属水，本怯而虚，故多病也。纵长成，必肌肤不壮，不耐寒暑，易虚易实，脾胃亦怯。更不可纵酒欲，若不保养，不过壮年，面上常无精神光泽者，如妇人之失血也。今吐利不食，壮热者，伤食也，不可下。下之虚入肺则嗽，入心则惊，入脾则泻，入肾则益虚。此但以消积丸磨之，为微有食也。如伤食甚则可下，不下则成癖也。实食在内，乃可下之，毕，补脾必愈。随其虚实，无不效者。

广亲宫七太尉，七岁，吐泻。是时七月，其证全不食而昏睡，睡觉而闷乱，哽气，干哕，大便或有或无，不渴。众医作惊治之，疑睡故也。钱曰：先补脾，后退热。与使君子丸补脾；退热，石膏汤。次日又以水银、硫黄二物下之，生姜水调下一字。钱曰：凡吐泻，五月内，九分下而一分补；八月内，十分补而无一分下。此者是脾虚泻。医妄治之，至于虚损，下之即死。当即补脾。若以使君子丸即缓。钱又留温胃益脾药止之。医者李生曰：何食而哕？钱曰：脾虚而不能食，津少即哕逆。曰：何泻青褐水？曰：肠胃至虚，冷极故也。钱治而愈。

黄承务子，二岁，病泻。众医止之，十余日，其证便青白，乳物不消，身凉，加哽气、昏睡。医谓病困笃。钱氏先以益脾散三服，补肺散三服。三日，身温而不哽气。后以白饼子微下之，与益脾散二服，利止。何以然？利本脾虚伤食，初不与大下。搐置十日，上实下虚，脾气弱，引肺亦虚，补脾肺，病退即温，不哽气是也。有所伤食，仍下之也，何不先下后补？曰：便青为下脏冷，先下必大虚，先实脾肺，下之则不虚，而后更补之也。

睦亲宫中十大王，疮疹，云疮疹始终出，未有他证，不可下，但当用平和药，频与乳食，不受风冷可也。如疮疹三日不出，或出不快，即微发之。如疮发后不多出，即加药；加药不出，即大发之。如发后不多，及脉平无证，即疮本稀，不可更发也。有大热者，当利小便。小热者，当解毒。若不快，勿发勿下攻，止用抱龙丸治之。

疮疹若起能食者，大黄丸下一二行即止。有大热者，当利小便；有小热者，宜解毒。若黑紫干陷者，百祥丸下之；不黑者，甚，勿下。身热烦躁，腹满而喘，大小便涩，面赤闷乱大吐，此当利小便。不瘥者，宣风散下之也。若五七日痂不焦，是内发热气，蒸于皮中，故疮不得焦痂也。宜宣风散导之，用生犀角磨汁解之，使热不生必著痂矣。

辛氏女子，五岁，病虫痛。诸医以巴豆、干漆、硇砂之属，治之不效。至五日外，多哭而俯仰，睡卧不安，自按心腹，时大叫。面无正色，或青、或黄、或白、或黑，目无光而慢，唇白吐沫。至六日，胸高而卧转不安。召钱到，钱详视之。用芜荑散三服，见目不除青色，大惊曰：此病大困，若更加泻，则为逆矣。至次日，辛见钱曰：夜来三更果泻。钱与泻盆中看，如药汁，以杖搅之，见有丸药。钱曰：此子肌厚当气实，今证反虚，不可治也。辛曰：此子肌厚当气实，今证反虚，不可治也。辛曰：何以然？钱曰：脾虚胃冷则虫动，而今反目青，此肝乘脾，又更加泻，知其气极虚也。而丸药随粪下，即脾胃已脱，兼形病不相应，故知死病。后五日昏笃，七日而死。

段斋郎子，四岁，病嗽，身热，吐痰，数日而咯血。前医以桔梗汤及防己丸，治之不愈。涎上攻，吐、喘不止。请钱氏，下褊银丸一大服，复以补肺汤、补肺散治之。或问：段氏子咯血肺虚，何以下之？钱曰：肺虽咯血，有热故也。久则虚痿，今涎上潮而吐，当下其涎，若不吐涎，则不甚便。盖吐涎能虚，又生惊也。痰实上攻，亦能发搐，故以法只宜先下痰，而后补脾肺，必涎止而吐愈，为顺治也。若先补其肺，为逆耳！此所谓识病之轻重先后为治也。

郑人齐郎中者，家好收药散施。其子忽脏热，齐自取青金膏，三服并一服，饵之。服毕，至三更泻五行，其子困睡，齐言子睡多惊，又与青金膏一服，又泻三行，加口干身热，齐言尚有微热未尽，又与青金膏。其妻曰：用药十余行未安，莫生他病否？召钱氏至，曰：用药十余行未安，莫生他病否？召钱氏至，曰：已成虚羸。先用前白术散，时时服之，后服香瓜丸，十三日愈。

曹宣德子，三岁，面黄，时发寒热，不欲食而饮水及乳。众医以为潮热，用牛黄丸、麝香丸，不愈。及以止渴干葛散，服之反吐。钱曰：当下白饼子，后补脾。乃以消积丸磨之，此乃癖也。后果愈。何以故？不食，但饮水者，食伏于管内不能消，致令发寒，服止渴药吐者，以药冲脾[①]故也，下之即愈。

---

① 脾：原无，据《新书》卷二十二第三、《类聚》卷二百四十六引本书补。

王驸马子[1]，五岁，病目直视而不食，或言有神祟所使，请巫师祝神烧纸，病不愈。召钱氏至，曰：脏腑之疾，何用求神？钱与泻肝丸愈。

---

① 王驸马子：此案原无，据《新书》卷十第一、《类聚》卷二百三十九引本书补。

卷　下

诸　方

大青膏

治小儿热盛生风，欲为惊搐，血气未实，不能胜邪，故发搐也。大小便依度，口中气热，当发之。

天麻（末）一钱　白附子（末，生）一钱五分　青黛（研）一钱　蝎尾（去毒生末）　乌蛇梢肉（酒浸，焙干取末）各一钱　朱砂（研）　天竺黄（研）

上同再研细，生蜜和成膏，每服半皂子大至一皂子大。月中儿粳米大。同牛黄膏、温薄荷水化一处服之。五岁以上，同甘露散服之。

学海案：“聚珍本”蝎尾、蛇梢肉各五分，有麝香研，同朱砂、竺黄各一字匕。方末附录云《阎氏集宝生信效方》内小儿诸方，言皆得于汝人钱氏，其间大青膏无天麻，有大青生研一分，其余药味，分料和制，与此皆同。其方下证治云：治小儿伤风，其候伸欠顿闷，口中气热，恶风脉浮，比此为详。只用薄荷汤下。

凉惊丸

治惊疳。

草龙胆　防风　青黛各三钱　钩藤二钱　黄连五钱　牛黄　麝香　龙脑各一字　面糊丸粟米大，每服三五丸，金银花汤下。

粉红丸（又名温惊丸）

天南星（腊月酿牛胆中百日，阴干，取末）四两（别研，无酿者，只锉炒熟用）　朱砂一钱五分（研）　天竺黄一两（研）　龙脑半字（别研）　坯子胭脂一钱（研，乃染胭脂）

上用牛胆汁和丸，鸡头大，每服一丸，小者半丸，沙糖温水化下。

泻青丸

治肝热搐搦，脉洪实。

当归（去芦头，切，焙，秤）　龙脑（焙，秤）　川芎　山栀子仁　川大黄（湿纸裹煨）　羌活　防风（去芦头，切，焙，秤）

上件等份为末，炼蜜和丸，鸡头大，每服半丸至一丸，煎竹叶汤同沙糖温水化下。

学海案："聚珍本"方后附录云，王海藏斑疹改误云，东垣先生治斑后风热毒，翳膜气晕遮睛，以此剂泻之，大效。初觉易治。

地黄丸

治肾怯失音，囟开不合，神不足，目中白睛多，面色㿠白等方。

熟地黄八钱　山萸肉　干山药各四钱　泽泻　牡丹皮　白茯苓（去皮）各三钱

上为末，炼蜜丸，如梧子大，空心，温水化下三丸。

泻白散（又名泻肺散）

治小儿肺盛气急喘嗽。

地骨皮　桑白皮（炒）各一两　甘草（炙）一钱

上锉散，入粳米一撮，水二小盏，煎七分，食前服。

学海案：“聚珍本”甘草作半两。

阿胶散（又名补肺散）

治小儿肺虚气粗喘促。

阿胶一两五钱（麸炒）　黍粘子（炒香）　甘草（炙）各二钱五分　马兜铃五钱（焙）　杏仁七个（去皮尖，炒）　糯米一两（炒）

上为末，每服一二钱，水一盏，煎至六分，食后温服。

导赤散

治小儿心热，视其睡，口中气温，或合面睡，及上窜咬牙，皆心热也。

生地黄　甘草（生）　木通各等份

上同为末。每服三钱，水一盏，入竹叶同煎至五分，食后温服。一本不用甘草，用黄芩。

益黄散（又名补脾散）

治脾胃虚弱及治脾疳，腹大，身瘦。

陈皮（去白）一两　丁香二钱（一方用木香）　诃子（炮，去核）　青皮（去白）　甘草（炙）各五钱

上为末，三岁儿一钱半，水半盏，煎三分，食前服。

泻黄散（又名泻脾散）

治脾热弄舌。

藿香叶七钱　山栀子仁一钱　石膏五钱　甘草三两　防风四两（去芦，切，焙）

上锉，同蜜酒微炒香为细末，每服一钱至二钱，水一盏，煎至五分，温服。清汁，无时。

学海案："聚珍本"山栀仁一两，甘草三两云一作三

分。方后有附论石膏文云，南方以寒水石为石膏，以石膏为寒水石，正与京师相反，乃大误也。盖石膏洁白，坚硬有墙壁，而寒水石则软烂，以手可碎，外微青黑，中有细文，方书中寒水石则火锻用之。石膏则坚硬不可入火，如白虎汤用石膏，则能解肌热，破痰，治头痛。若用寒水石则误矣。又有一等，坚白全类石膏，而方敲之，亦皆成方者，名方解石也，可代石膏用之。南人有不信此说者，季忠尝相与同就京师大药肆中，买石膏、寒水石、方解石三种，又同诣惠民和剂局，及访诸国医询之，皆合此说，乃信季忠顷编《保生信效方》，已为辨论，恐小儿尤不可误，故复见于此。

白术散

治脾胃久虚，呕吐泄泻，频作不止，精液苦竭，烦渴躁，但欲饮水，乳食不进，羸瘦困劣因而失治，变成惊痫，不论阴阳虚实，并宜服。

人参二钱五分　白茯苓五钱　白术五钱（炒）　藿香叶五钱　木香二钱　甘草一钱　葛根五钱（渴者加至一两）

上吹咀，每服三钱，水煎，热甚发渴，去木香。

学海案："聚珍本"葛根二两，余并一两。

涂囟法

麝香一字　薄荷叶半字　蝎尾（去毒为末）半钱（一作

半字） 蜈蚣末　牛黄末　青黛末各一字

上同研，用熟枣肉剂为膏，新绵上涂匀，贴囟上，四方可出一指许，火上炙手频熨，百日内外小儿，可用此。

浴体法

治胎肥、胎热、胎怯。

天麻末二钱　全蝎（去毒为末）　朱砂各五钱　乌蛇肉（酒浸，焙干）　白矾各二钱　麝香一钱　青黛三钱

上同研匀，每用三钱，水三碗，桃枝一握、叶五七枚，同煎至十沸，温热浴之，勿浴背。

甘桔汤

治小儿肺热，手掐眉目鼻面。

桔梗二两　甘草一两

上为粗末，每服二钱，水一盏，煎至七分，去滓，食后温服。加荆芥、防风，名如圣汤。热甚加羌活、黄芩、升麻。

安神丸

治面黄颊赤，身壮热，补心。一治心虚肝热，神思

恍惚。

马牙硝五钱　白茯苓五钱　麦门冬五钱　干山药五钱　龙脑一字（研）　寒水石五钱（研）　朱砂一两（研）　甘草五钱

上末之，炼蜜为丸，鸡头大，每服半丸，砂糖水化下，无时。

当归汤

治小儿夜啼者，脏寒而腹痛也。面青手冷，不吮乳者是也。

当归　白芍药　人参各一分　甘草（炙）半分　桔梗　陈皮（不去白）各一分

上为细末，水煎半钱，时时少与服。又有热痛，亦啼叫不止，夜发，面赤唇焦，小便黄赤，与三黄丸，人参汤下。

泻心汤

治小儿心气实，则气上下行涩，合卧则气不得通，故喜仰卧，则气上下通。

黄连一两（去须）

上为末，每服五分，临卧取温水化下。

生犀散

治目淡红，心虚热。

生犀二钱（锉末） 地骨皮（自采佳） 赤芍药 柴胡根 干葛（锉）各一两 甘草（炙）五钱

上为粗末，每服一二钱，水一盏，煎至七分，温服，食后。

白饼子（又名玉饼子）

治壮热。

滑石末一钱 轻粉五钱 半夏末一钱 南星末一钱 巴豆二十四个（去皮膜，用水一升，煮干研细）

上三味，捣罗为末，入巴豆粉，次入轻粉，又研匀，却入余者药末，如法令匀，糯米粉丸，如绿豆大，量小儿虚实用药。三岁以下，每服三丸至五丸，空心，紫苏汤下。忌热物，若三五岁儿，壮实者不以此为，加至二十丸，以利为度。

学海案："聚珍本"巴豆二十四粒，余并二钱。

利惊丸

治小儿急惊风。

青黛 轻粉各一钱 牵牛末五钱 天竺黄二钱

上为末，白面糊丸，如小豆大，二十丸，薄荷汤下。一法炼蜜丸，如芡实大一粒，化下。

栝蒌汤

治慢惊。

（学海案：《本草纲目》引此云，治慢惊带有阳证者。白甘遂即蚤休也。）

栝蒌根二钱　白甘遂一钱

上用慢火炒焦黄色，研匀，每服一字，煎麝香薄荷汤调下，无时。凡药性虽冷，炒焦用之，乃温也。

五色丸

治五痫。

朱砂五钱（研）　水银一两　雄黄一两　铅三两（同水银熬）　珍珠末一两（研）

上炼蜜丸，如麻子大，每服三四丸，金银、薄荷汤下。

学海案："聚珍本"金银下有"花"字。金银能镇心肝，安魂魄，正治惊痫，今人多以金银器煎汤下药，斯乃古义。"花"字衍也。前凉惊丸方下，亦有"花"字并衍。

调中丸

人参（去芦）　白术　干姜（炮）各三两　甘草（炙）减半

上为细末，丸如绿豆大，每服半丸至二三十丸，食前温水送下。

塌气丸

治虚胀如腹大者，加萝卜子名褐丸子。

胡椒一两　蝎尾（去毒）五钱

上为细末，面丸粟米大，每服五七丸至一二十丸，陈米饮下，无时。一方有木香一钱。

木香丸

治小儿疳瘦腹大。

木香　青黛（另研）　槟榔　豆蔻（去皮）各一分　麝香（另研）一钱五分　续随子（去皮）一两　蛤蟆三个（烧存性）

上为细末，蜜丸绿豆大，每服三五丸至一二十丸，薄荷汤下，食前。

胡黄连丸

治肥热疳。

川黄连五钱　胡黄连五钱　朱砂一钱（另研）

以上二物为细末，入朱砂末，都填入猪胆内，用淡浆水煮，以杖于铫子上，用线钓之，勿著底，候壹炊久取出，研入芦荟、麝香各一分，饭和丸如麻子大，每服五七丸至二三十丸，米饮下，食后。一方用蛤蟆半两（不烧）

兰香散

治疳气，鼻下赤烂。

兰香叶（菜名，烧灰）二钱　铜青五分　轻粉二字

上为细末，令匀，看疮大小干贴之。

白粉散

治诸疳疮。

海螵蛸三分　白及三分　轻粉一分

上为末，先用浆水洗，拭干贴。

消积丸

治大便酸臭。

丁香九个　缩砂仁二十个　乌梅肉三个　巴豆二个（去皮油心膜）

上为细末，面糊丸黍米大。三岁以上三五丸；以下

三二丸。温水下，无时。

安虫散

治小儿虫痛。

胡粉（炒黄）　槟榔　川楝子（去皮核）　鹤虱（炒）各二两　白矾（铁器熬）一分　干漆（炒烟尽）二分　雄黄一分　巴豆霜一分

上为细末。每服一字，大者半钱。温米饮调下，痛时服。

学海案：“聚珍本”无干漆、雄黄、巴豆霜。

紫霜丸

治消积聚。

代赭石（煅醋淬七次）　赤石脂各一钱　杏仁五十粒（去皮尖）　巴豆三十粒（去皮膜心出油）

上先将杏仁巴霜入乳钵内，研细如膏，却入代赭、石脂末，研匀，以汤浸蒸饼为丸，如粟米大。一岁服五丸，米饮汤下；一二百日内儿三丸，乳汁下。更宜量其虚实加减，微利为度。此药兼治惊痰诸证，虽下不致虚人。

学海案：“聚珍本”无赤石脂。

止汗散

治六阳虚汗。上至顶，不过胸也，不须治之。喜汗，厚衣卧而额汗出也，止汗散止之。

上用故蒲扇灰，如无扇，只将故蒲烧灰研细，每服一二钱，温酒调下，无时。

香瓜丸

治遍身汗出。

大黄瓜（黄色者一个，去穰）　川大黄（湿纸裹煨至纸焦）　胡黄连　柴胡（去芦）　鳖甲（醋炙黄）　芦荟　青皮　黄柏

上除黄瓜外，同为细末。将黄瓜割去头，填入诸药置满，却盖口，用杖子插定，漫火内煨熟，面糊丸，如绿豆大。每服三二丸，食后，冷浆水或新水下；大者五七丸至十丸。

学海案："聚珍本"更有黄连，又云各等份。

花火膏

治夜啼。

灯花（一棵）

上涂乳上，令儿吮之。

白玉散

治热毒气客于腠理，搏于血气，发于外皮，上赤如丹，是方用之。

白土二钱五分（又云滑石） 寒水石五钱

上为末，用米醋或新水调涂。

牛黄膏

治惊热。

雄黄（小枣大，用独茎萝卜根水并醋，共大盏煮尽） 甘草末 甜硝各三钱 朱砂半钱匕 龙脑一钱匕 寒水石（研细）五钱匕

上同研匀，蜜和为剂，食后，薄荷汤温化下半皂子大。

学海案："聚珍本"无朱砂，有郁金末、绿豆粉。分量亦别：雄黄、甘草、甜硝各一分，寒水石一两，郁金、脑子各一钱，绿豆粉半两。

牛黄丸

治小儿疳积。

雄黄（研，水飞） 天竺黄各二钱 牵牛（末）一钱

上同再研，面糊为丸，粟米大，每服三丸至五丸。

食后，薄荷汤下。并治疳消积，常服尤佳，大者加丸数。

玉露丸（又名甘露散）

治伤热吐泻黄瘦。

寒水石（软而微青黑，中有细纹者是）　石膏（坚白而墙壁手不可折者是好）各半两　甘草（生）一钱

上同为细末，每服一字或半钱、一钱，食后，温汤调下。

百祥丸（一名南阳丸）

治疮疹倒压黑陷。

用红芽大戟，不以多少，阴干，浆水软去骨，日中曝干，复内汁中煮，汁尽焙干为末，水丸如粟米大。每服一二十丸，研赤脂麻汤下，吐利止，无时。

牛李膏（一名必胜膏）

治同前方。

牛李子

上杵汁，石器内密封，每服皂子大，煎杏胶汤化下。

宣风散

治小儿慢惊。

槟榔二个 陈皮 甘草各半两 牵牛四两（半生半熟）

上为细末，三二岁儿，蜜汤调下五分，以上一钱，食前服。

麝香丸

治小儿慢惊、疳等病。

草龙胆 胡黄连各半两 木香 蝉壳（去剑为末，干秤） 芦荟（去砂秤） 熊胆 青黛各一钱 轻粉 脑麝 牛黄各一钱（并别研） 瓜蒂二十一个（为末）

上猪胆丸如桐子及绿豆大。惊疳脏腑，或秘或泻，清米饮或温水下，小丸五七粒至一二十粒。疳眼，猪肝汤下；疳渴，焊猪汤下亦得。惊风发搐，眼上，薄荷汤化下一丸，更水研一丸滴鼻中。牙根疮、口疮，研贴。虫痛，苦楝子或白芜荑汤送下。百日内小儿，大小便不通，水研封脐中。虫候，加干漆、好麝香各少许，并入生油一两点，温水化下。大凡病急则研碎，缓则浸化，小儿虚极、慢惊者勿服，尤治急惊痰热。

学海案："聚珍本"分脑麝为龙脑、麝香二味，无青黛、轻粉、芦荟、熊胆四味。

大惺惺丸

治惊疳百病及诸坏病，不可具述。

辰砂（研）　青礞石　金牙石各一钱半　雄黄一钱　蟾灰二钱　牛黄　龙脑各一字（别研）　麝香半钱（别研）　蛇黄三钱（醋淬五次）

上研匀细，水煮，蒸饼为丸，朱砂为衣，如绿豆大。百日儿每服一丸，一岁儿二丸，薄荷温汤下，食后。

小惺惺丸

解毒，治急惊，风痫，潮热及诸疾虚烦，药毒上攻，躁渴。

腊月取东行母猪粪（烧灰存性）　辰砂（水研飞）　脑麝各二钱　牛黄一钱（各别研）　蛇黄（西山者，烧赤，醋淬三次，水研飞，干用）半两

上以东流水作面糊丸，桐子大，朱砂为衣，每服二丸，钥匙研破，温水化下。小儿才生，便宜服一丸，除胎中百疾，食后。

学海案："聚珍本"脑麝分为二物。云：猪粪、辰砂各半两，龙脑、麝香各二钱。

银砂丸

治涎盛，膈热实，痰嗽，惊风，积，潮热。

水银（结砂子）三皂子大　辰砂（研）二钱　蝎尾（去毒）为末　硼砂　粉霜（各研）　轻粉　郁李仁（去皮，焙

秤，为末） 白牵牛 铁粉 好腊茶各三钱

上同为细末，熬梨汁为膏，丸如绿豆大。龙脑水化下一丸至三丸。亦名梨汁饼子，及治大人风涎，并食后。

学海案："聚珍本"好腊茶作"好蜡"，恐误。又蝎尾、硼砂、郁李仁、粉霜、牵牛、轻粉作各一钱，铁粉、好蜡作各三钱。

蛇黄丸

治惊痫。因震骇、恐怖、叫号、恍惚是也。

蛇黄真者三个（火煅醋淬） 郁金七分（一处为末） 麝香一字

上为末，饭丸桐子大。每服一、二丸，煎金银磨刀水化下。

三圣丸

化痰涎，宽膈，消乳癖，化惊风、食痫、诸疳。小儿一岁以内，常服极妙。

小青丸

青黛一钱 牵牛末三钱 腻粉一钱

并研匀，面糊丸，黍米大。

小红丸

天南星（末）一两生　朱砂半两（研）　巴豆一钱（取霜）

并研匀，姜汁面糊丸，黍米大。

小黄丸

半夏（生末）一分　巴豆霜一字　黄柏（末）一字

并研匀，姜汁面糊丸，黍米大。以上百日者各一丸，一岁者各二丸，随乳下。

学海案："聚珍本"小青丸作青黛一分，牵牛末三分，腻粉二钱。小红丸巴豆作二钱。小黄丸黄柏作半钱。

铁粉丸

治涎盛，潮搐，吐逆。

水银砂子二分　朱砂　铁粉各一分　轻粉二分　天南星（炮制，去皮脐，取末）一分

上同研，水银星尽为度，姜汁面糊丸，粟米大，煎生姜汤下，十丸至十五丸、二三十丸，无时。

银液丸

治惊热，膈实呕吐，上盛涎热。

水银半两　天南星二钱（炮）　白附子一钱（炮）

上为末，用石脑油为膏。每服一皂子大，薄荷汤下。

学海案："聚珍本"有龙脑半钱，轻粉一钱，蝎尾廿一枚（炙，去毒），上同研匀，石脑油丸如绿豆大。每服二三丸，乳香汤下，大者稍加，无时。

镇心丸

治小儿惊痫，心热。

朱砂　龙齿　牛黄各一钱　铁粉　琥珀　人参　茯苓　防风各二钱　全蝎七个（焙）

上末炼蜜丸如桐子大，每服一丸，薄荷汤下。

金箔丸

治急惊涎盛。

金箔二十片　天南星（锉，炒）　白附子（炮）　防风（去芦，须焙）　半夏（汤浸七次，切焙干秤）各半两　雄黄　辰砂各一分　生犀末半分　牛黄　脑麝各半分（以上六物研）

上为细末，姜汁面糊丸，麻子大，每服三五丸至一二十丸，人参汤下。如治慢惊，去龙脑，服无时。

学海案："聚珍本"作牛黄、龙脑、麝香各半钱，雄黄、辰砂（各二分）。余同。

辰砂丸

治惊风涎盛潮作，及胃热吐逆不止。

辰砂（别研）　水银砂子各一分　天麻　牛黄五分　脑麝（别研）五分　生犀末　白僵蚕（酒炒）　蝉壳（去足）　干蝎（去毒，炒）　麻黄（去节）　天南星（汤浸七次，焙，切，干秤）各一分

上同为末，再研匀，熟蜜丸如绿豆大，朱砂为衣，每服一二丸或五七丸，食后服之，薄荷汤送下。

学海案："聚珍本"天麻一分，龙脑、麝香、牛黄各五钱。余同。

剪刀股丸

治一切惊风，久经宣利，虚而生惊者。

朱砂　天竺黄（各研）　白僵蚕（去头足炒）　蝎（去毒炒）　干蟾（去四足并肠，洗，炙焦黄，为末）　蝉壳（去剑）　五灵脂（去黄者，为末）各一分　牛黄　龙脑（并研）各一字　麝香（研）五分　蛇黄五钱（烧赤，醋淬三五次，放水研飞）

上药末共二两四钱，东流水煮，白面糊丸，桐子大。每服一丸，剪刀环头研，食后薄荷汤化下。如治慢惊，即去龙脑。

麝蟾丸

治惊涎潮搐。

大干蟾（秤）二钱（烧另研） 铁粉三钱 朱砂 青礞石（末） 雄黄（末） 蛇黄（烧取末）各二钱匕 龙脑一字 麝香一钱匕

上件研匀水浸，蒸饼为丸，如桐子大，朱砂为衣。薄荷水下半丸至一丸。无时。

学海案：“聚珍本”铁粉作轻粉。

软金丹

治惊热痰盛，壅嗽膈实。

天竺黄 轻粉各二两 青黛一钱 黑牵牛（取头末） 半夏（用生姜三钱同捣成曲，焙干，再为细末）各三分

上同研匀，熟蜜剂为膏。薄荷水化下，半皂子大至一皂子大，量儿度多少用之。食后。

学海案：“聚珍本”竺黄、轻粉各半两，一作二两，青黛作一分。余同。

桃枝丸

疏取积热及结胸，又名桃符。

巴豆霜 川大黄 黄柏（末）各一钱一字 轻粉 硇砂（各五分）

上为细末，面糊丸，粟米大。煎桃枝汤下。一岁儿，五七丸，五七岁，二三十丸。桃符汤下亦得。未晬儿，

三二丸，临卧。

学海案："聚珍本"黄柏下云各一分一字。

蝉花散

治惊风，夜啼，咬牙，咳嗽，及疗咽喉壅痛。

蝉花（和壳）　白僵蚕（直者，酒炒熟）　甘草（炙）各一分　延胡索半分

上为末。一岁一字，四五岁半钱。蝉壳汤下。食后。

钩藤饮子

治吐利，脾胃虚风，慢惊。

钩藤三分　蝉壳　防风（去芦头，切）　人参（去芦头，切）　麻黄（去节，秤）　白僵蚕（炒黄）　天麻　蝎尾（去毒，炒）各半两　甘草（炙）　川芎各一分　麝香一分（别研入）

上同为细末，每服二钱，水一盏，煎至六分，温服，量多少与之。寒多加附子末半钱。无时。

学海案："聚珍本"麝香作一钱，按上称三分、一分，"分"字皆读去声，今宜改作钱字。麝香一分，"分"字如字读乃合。方后加附子末半钱，加于二钱剂中也。

抱龙丸

治伤风、瘟疫，身热昏睡，气粗，风热痰寒壅嗽，

惊风潮搐，及蛊毒、中暑。沐浴后并可服，壮实小儿，宜时与服之。

天竺黄一两　雄黄（水飞）一钱　辰砂　麝香（各别研）半两　天南星四两（腊月酿牛胆中，阴干百日，如无，只将生者去皮脐，锉炒干用）

上为细末，煮甘草水和丸，皂子大，温水化下服之。百日小儿，每丸分作三四服；五岁一二丸；大人三五丸。亦治室女白带。伏暑，用盐少许，嚼一二丸，新水送下。腊月中，雪水煮甘草和药尤佳。一法用浆水或新水浸天南星三日，候透，软煮三五沸，取出乘软切去皮，只取白软者，薄切焙干炒黄色，取末八两，以甘草二两半，拍破，用水二碗浸一宿，慢火煮至半碗，去滓，旋旋洒入天南星末，慢研之，令甘草水尽，入余药。

豆卷散

治小儿慢惊。多用性太温及热药治之，有惊未退而别生热症者；有病愈而致热症者；有反为急惊者甚多。当问病者几日？因何得之？曾以何药疗之？可用解毒之药，无不效，宜此方。

大豆黄卷（水浸黑豆生芽是也，晒干）　板蓝根　贯众　甘草（炙）各一两

上四物同为细末，每服半钱至一钱，水煎去滓服，

甚者三钱，浆水内入油数点煎。又治吐虫，服无时。

龙脑散

治急慢惊风。

大黄（蒸）　甘草　半夏（汤洗薄切，用姜汁浸一宿，焙干，炒）　金星石　禹余粮　不灰木　青蛤粉　银星石　寒水石

上各等份，同为细末，研入龙脑一字，再研匀，新水调一字至五分，量儿大小与之。通解诸毒，本旧方也，仲阳添入甘松三两枝，藿香叶末一钱，金芽石一分，减大黄一半，治药毒吐血，神妙。

治虚风方回生散

治小儿吐泻或误服冷药，脾虚生风，因成慢惊。

大天南星一个（重八九钱以上者良）

上用地坑子一个，深三寸许，用炭火五斤，烧通赤，入好酒半盏在内，然后入天南星，却用炭火三二条，盖却坑子，候南星微裂，取出刺碎，再炒匀熟，不可稍生，候冷为细末，每服五分或一字，量儿大小，浓煎生姜、防风汤，食前调下，无时。

虚风又方梓朴散

半夏一钱（汤洗七次，姜汁浸半日晒干）　梓州厚朴一两

（细锉）

上件米泔三升，同浸一百刻，水尽为度，如百刻水未尽，加火熬干，去厚朴，只将半夏研为细末。每服半字、一字，薄荷汤调下。无时。

褊银丸

治风涎，膈实，上热及乳食不消，腹胀喘粗。

巴豆（去皮油心膜研细） 水银各半两 黑铅二钱半（水碾结砂子） 麝香五分（另研） 好墨（八钱，研）

上将巴豆末并墨再研匀，和入砂子、麝香，陈米粥和丸，如绿豆大捏褊。一岁一丸，二三岁二三丸，五岁以上五六丸，煎薄荷汤放冷送下，不得化破。更量虚实增减，并食后。

牛黄膏

治热及伤风疳热。

雄黄（研） 甘草末 川甜硝各一分 寒水石（生飞研）一两 脑子一钱 绿豆粉半两

上研匀，炼蜜和成膏，薄荷水化下，半皂子大，食后。

学海案："聚珍本"寒水石作一分，一作一两，有郁金末一钱，此与前牛黄膏小异。"聚珍本"作生黄膏。

五福化毒丹

治疮疹余毒上攻口齿，躁烦，亦咽干，口舌生疮，及治蕴热积，毒热，惊惕，狂躁。

生熟地黄（焙秤）各五两　玄参　天门冬（去心）　麦门冬（去心，焙，秤）各三两　甘草（炙）　甜硝各二两　青黛一两半

上八味为细末，后研入硝、黛，炼蜜丸如鸡头大。每服半丸或一丸，食后，水化下。

羌活膏

治脾胃虚，肝气热盛生风，或取转过，或吐泻后为慢惊，亦治伤寒。

羌活（去芦头）　川芎　人参（去芦头）　赤茯苓（去皮）　白附子（炮）各半两　天麻一两　白僵蚕（酒浸，炒黄）　干蝎（去毒，炒）　白花蛇（酒浸取肉，焙干）各一分　川附子(炮，去皮脐）　防风（去芦头，切，焙）　麻黄（去节，秤）各三钱　豆蔻肉　鸡舌香（即母丁香）　藿香叶　木香各二钱　轻粉一钱　珍珠　麝香　牛黄各一钱　龙脑半字　雄黄　辰砂各一分（以上七味各别研入）

上同为细末，熟蜜和剂旋丸，大豆大。每服一二丸，食前，薄荷汤或麦冬汤温化下。实热、惊急勿服，性温

故也。服无时。

学海案：“聚珍本”白花蛇下云各一两；木香上有沉香一味。后附辨鸡舌香文云：古今论鸡舌香同异纷纷，或以为番枣核，或以为母丁香，互相排抵，竟无定说。季忠以为最为易辨。所以久无定说者，惑于其名耳！古人名药，多以其形似者名之，如乌头、狗脊、鹤虱之类是。番枣核、母丁香本是二物，皆以形似鸡舌，故名适同。凡药同名异实，如金樱、地锦之类，不足怪也。如鸡舌二类，各有主疗。番枣核者，得于乳香中，今治伤折药多用之。母丁香即丁香之老者，极芳烈，古人含鸡舌香，乃此类也。今治气温中药多用之。所谓最易辨者如此。

郁李仁丸

治襁褓小儿，大小便不通，惊热痰实，欲得溏动者。

郁李仁（去皮）　川大黄（去粗皮，取实者，锉，酒浸半日，控干，炒为末）各一两　滑石半两（研细）

上先将郁李仁研成膏，和大黄、滑石，丸如黍米大。量大小与之，以乳汁或薄荷汤下，食前。

犀角丸

治风热痰实面赤，大小便秘涩，三焦邪热，腑脏蕴毒，疏导极稳方。

生犀角末一分　人参（去芦头，切）　枳实（去瓤，炙）　槟榔（半两）　黄连一两　大黄二两（酒浸切片，以巴豆去皮一百个，贴在大黄上，纸裹饭上蒸三次，切，炒令黄焦，去巴豆不用）

上为细末，炼蜜和丸，如麻子大。每服一二十丸，临卧熟水下，未动，加丸。亦治大人，孕妇不损。

异功散

温中和气，治吐泻，不思乳食。凡小儿虚冷病，先与数服，以助其气。

人参（切去顶）　茯苓（去皮）　白术　陈皮（锉）　甘草（各等份）

上为细末，每服二钱，水一盏，生姜五片，枣两个，同煎至七分，食前温服，量多少与之。

藿香散

治脾胃虚有热，面赤，呕吐涎嗽，及转过度者。

麦门冬（去心，焙）　半夏曲　甘草（炙）各半两　藿香叶一两

上为末。每服五分至一钱，水一盏半，煎七分，食前温服。

学海案：“聚珍本”有石膏半两。

如圣丸

治冷热疳泻。

胡黄连　白芜荑（去扇，炒）　川黄连各二两　使君子（一两）去壳秤　麝香（别研）五分　干蛤蟆五枚（锉，酒熬膏）

上为末，用膏丸如麻子大，每服人参汤下。二三岁者，五七丸；以上者，十丸至十五丸。无时。

白附子香连丸

治肠胃气虚，暴伤乳哺，冷热相杂，泻痢赤白，里急后重，腹痛扭撮，昼夜频并，乳食减少。

黄连　木香各一分　白附子（大）二个

上为末，粟米饭丸，绿豆大或黍米大，或服十丸至二三十丸，食前，清米饮下，日夜各四五服。

豆蔻香连丸

治泄泻，不拘寒热赤白，阴阳不调，腹痛肠鸣切痛，可用如圣。

黄连（炒）三分　肉豆蔻　南木香各一分

上为细末，粟米饭丸，米粒大。每服米饮汤下，十丸至二三十丸，日夜各四五服，食前。

小香连丸

治冷热腹痛，水谷利，滑肠方。

木香　诃子肉各一分　黄连半两（炒）

上为细末，饭和丸绿豆大。米饮下十丸至三五十丸，频服之，食前。

二圣丸

治小儿脏腑或好或泻，久不愈，羸瘦成疳。

川黄连（去须）　黄柏（去粗皮）各一两

上为细末，将药末入猪胆内，汤煮熟，丸如绿豆大。每服二三十丸，米饮下。量儿大小加减，频服，无时。

没石子丸

治泄泻白浊，及疳痢、滑肠、腹痛者方。

木香　黄连各一分（一作各二钱半）　没石子一个　豆蔻仁二个　诃子肉三个

上为细末，饭和丸麻子大，米饮下。量儿大小加减，食前。

当归散

治变蒸有寒无热。

当归二钱　木香　官桂　甘草（炙）　人参各一钱

上㕮咀，每服二钱，水七分盏，姜三片，枣一枚去核，同煎服。

温白丸

治小儿脾气虚困，泄泻瘦弱，冷疳洞利，及因吐泻，或久病后成慢惊，身冷瘛疭。

天麻（生）半两　白僵蚕（炮）　白附子（生）　干蝎（去毒）　天南星（锉，汤浸七次，焙）各一分

上同为末，汤浸，寒食面和丸，如绿豆大，圆了仍与寒食面内，养七日取出。每服五七丸至二三十丸，空心煎生姜米饮，渐加丸数，多与服。

豆蔻散

治吐泻烦渴，腹胀，小便少。

豆蔻　丁香各半分　舶上硫黄一分　桂府白滑石三分

上为细末，每服一字至半钱，米饮下，无时。

温中丸

治小儿胃寒泻白，腹痛肠鸣，吐酸水，不思食，及霍乱吐泻。

人参（切，去顶，焙）　甘草（锉，焙）　白术各一两

（为末）

上姜汁面和丸，绿豆大。米饮下一二十丸，无时。

胡黄连麝香丸

治疳气羸瘦，白虫作方。

胡黄连　白芜荑（去扇）各一两　木香　黄连各半两　辰砂（另研）一分　麝香（锉，研）一钱

上为细末，面糊丸，绿豆大。米饮下五七丸至十丸；三五岁以上者，可十五丸、二十丸。无时。

大胡黄连丸

治一切惊疳，腹胀，虫动，好吃泥土生米，不思饮食，多睡，吼喔，脏腑或秘或泻，肌肤黄瘦，毛焦发黄，饮水，五心烦热，能杀虫，消进饮食，治疮癣，常服不泻痢方。

胡黄连　黄连　苦楝子各一两　白芜荑（去扇）半两（秋初三分）　芦荟（另研）　干蟾头（烧存性，另研）各一分　麝香一钱（另研）　青黛一两半（另研）

上先将前四味为细末，猪胆汁和为剂，每一胡桃大，入巴豆仁一枚置其中，用油单一重裹之，蒸熟，去巴豆，用米一升许蒸，米熟为度，入后四味为丸。如难圆，少入面糊丸，麻子大。每服十丸、十五丸，清米饮下，食

后、临卧、日进三两服。

榆仁丸

治疳热瘦瘁，有虫，久服充肥。

榆仁（去皮） 黄连（去头）各一两

上为细末，用猪胆七个，破开取汁，与二药同和入碗内，甑上蒸九日，每日一次，候日数足，研麝香五分，汤浸一宿，蒸饼同和成剂，丸如绿豆大。每服五七丸至一二十丸，米饮下，无时。

大芦荟丸

治疳杀虫，和胃止泻。

芦荟（研） 木香 青橘皮 胡黄连 黄连 白芜荑（去扇，秤） 雷丸（破开，白者佳，赤者杀人，勿用） 鹤虱（微炒）各半两 麝香二钱（另研）

上为细末，粟米饮丸绿豆大。米饮下二十丸，无时。

龙骨散

治疳，口疮，走马疳。

砒霜 蟾酥各一字 粉霜五分 龙骨一钱 定粉一钱五分 龙脑半字

上先研砒粉极细，次入龙骨再研，次入定粉等同研，每用少许敷之。

橘连丸

治疳瘦，久服消食和气，长肌肉。

陈橘皮一两　黄连一两五钱（去须，米泔浸一日）

上为细末，研入麝香五分，用猪胆七个，分药入在胆内，浆水煮，候临熟以针微扎破，以熟为度，取出，以粟米粥和丸，绿豆大。每服十丸至二三十丸，米饮下，量儿大小与之，无时。

龙粉丸

治疳渴。

草龙胆　定粉　乌梅肉（焙，秤）　黄连各二分

上为细末，炼蜜丸，如麻子大。米饮下一二十丸，无时。

香银丸

治吐。

丁香　干葛各一两　半夏（汤浸七次，切，焙）　水银各半两

上三味，同为细末，将水银与药同研匀，生姜汁丸，如麻子大。每服一二丸至五七丸，煎金银汤下，无时。

金华散

治干湿疮癣。

黄丹（煅）一两　轻粉一钱　黄柏　黄连各半两　麝香少许

上为末，先洗，次干掺之，如干癣疮，用腊月猪脂和敷，如无，用麻油亦可，加黄芩、大黄。

安虫丸

治上、中二焦虚，或胃寒虫动及痛。又名苦楝丸方。

干漆三分（杵碎，炒，烟尽）　雄黄　巴豆霜一钱

上为细末，面糊丸，黍米大，量儿大小与服，取东行石榴根煎汤下，痛者煎苦楝根汤下，或芜荑汤下五七丸至三二十丸，发时服。

芜荑散

治胃寒虫痛。

白芜荑（去扇，秤）　干漆（炒）各等份

上为细末，每服一字，或五分、一钱，米饮调下，发时服。

上方杜壬养生必用方同。杜亦治胃寒虫上。

胆矾丸

治疳，消癖进食，止泻和胃，遣虫。

胆矾（真者）一钱（为粗末）　绿矾（真者）二两　大枣十四个（去核）　好醋一升

以上四物同煎，熬令枣烂和后药。

使君子二两（去壳）　枳实（去穰炒）三两　黄连　诃黎勒（去核）各一两（并为粗末）　巴豆二七枚（去皮破之）

以上五物同炒令黑，约三分干，入后药。

夜明砂一两　蛤蟆灰（存性）一两　苦楝根皮（末）半两

以上三物再同炒，候干，同前四物杵罗为末，却同前膏和入臼中，杵千下。如未成更旋入熟枣肉，亦不可多，恐服之难化。太稠，即入温水，可圆即丸，如绿豆大。每服二三十丸，米饮温水下，不拘时。

真珠丸

取小儿虚中一切积聚、惊涎、宿食、乳癖。治大小便涩滞，疗腹胀，行滞气。

木香　白丁香（真者）　丁香（末）五分　巴豆仁十四个（水浸一宿，研极腻）　轻粉各五分（留少许为衣）　白滑石（末）二钱上为末，研匀，湿纸裹烧，粟米饭丸麻子大。一岁一丸，八九岁以上至十五岁服八丸，炮皂子煎汤放冷下。挟风热难动者，先服凉药一服；乳癖者，减丸数，隔日临卧一服。

消坚丸

消乳癖及下交奶，又治痰热膈实，取积。

硼砂末　巴豆霜　轻粉各一钱　水银砂子两皂子大　细墨少许　黄明胶（末）五钱

上同研匀，入面糊丸，如麻子大。倒流水下，一岁一丸，食后。

百部丸

治肺寒壅嗽，微有痰。

百部三两（炒）　麻黄（去节）　杏仁四十个（去皮尖，微炒，煮三五沸）

上为末，炼蜜丸如芡实大，热水化下，加松子仁肉五十粒，糖丸之，含化大妙。

紫草散

发斑疹。

钩藤钩子　紫草茸各等份

上为细末，每服一字，或五分、一钱，温酒调下，无时。

秦艽散

治潮热，减食，蒸瘦方。

秦艽（去芦头，切，焙）　甘草（炙）各一两　干薄荷半两（勿焙）

上为粗末，每服一二钱，水一中盏，煎至八分，食后温服。

地骨皮散

治虚热潮作，亦治伤寒壮热，及余热方。

地骨皮（自采佳）　知母　银州柴胡（去芦）　甘草（炙）　半夏（汤洗十次，切焙）　人参（切，去顶，焙）　赤茯苓各等份

上为细末，每服二钱，姜五片，水一盏，煎至八分，食后温服，量大小加减。

人参生犀散

解小儿时气寒壅、咳嗽，痰逆喘满，心忪惊悸，脏腑或秘或泄，调胃进食。又主一切风热，服寻常凉药即泻而减食者。

人参（切，去芦）三钱　前胡（去芦）七钱　甘草（炙黄）二钱　桔梗　杏仁（去皮尖，略爆干为末，秤）各五钱

上将前四味为末，后入杏仁，再粗罗罗过。每服二钱，水一盏，煎至八分，去滓温服，食后。

三黄丸

治诸热。

黄芩半两（去心）　大黄（去皮，湿纸裹煨）　黄连（去须）各一钱

上同为细末，面糊丸绿豆大或麻子大。每服五七丸至十五丸、二十丸，食后，米饮送下。

治囟开不合、鼻塞不通方

天南星大者，微炮去皮为细末，淡醋调，涂绯帛上，贴囟上，火炙手频熨之。

黄芪散

治虚热盗汗。

牡蛎（煅）　黄芪　生地黄各等份

上为末。煎服，无时。

虎杖散

治实热盗汗。

上用虎杖锉，水煎服。量多少与之，无时。

捻头散

治小便不通方。

延胡索　川苦楝各等份

上同为细末，每服五分或一钱，捻头汤调下，量多少与之。如无捻头汤，即汤中滴油数点，食前。

羊肝散

治疮疹入眼成翳。

上用蝉蜕末，水煎，羊子肝汤调服二三钱。凡痘疮才欲著痂，即用酥或面油不住润之，可揭即揭去，若不润及迟揭，疮硬即隐成瘢痕。

蝉蜕散

治斑疮入眼，半年以内者，一月取效。

蝉蜕（去土取末）一两　猪悬蹄甲二两（罐子内盐泥固济，烧存性）

上二味研，入羚羊角细末一分拌匀。每服一字；百日外儿五分；三岁以上一二钱。温水或新水调下，日三四，夜一二，食后服。一年以外难治。

乌药散

治乳母冷热不和及心腹时痛，或水泻，或乳不好。

天台乌药　香附子（破用白者）　高良姜　赤芍药

上各等份为末，每服一钱，水一盏，同煎六分，温服。如心腹疼痛，入酒煎。水泻，米饮调下。无时。

二气散

治冷热惊吐反胃，一切吐利，诸治不效者。

硫黄半两（研）　水银二钱半（研不见星，如黑煤色为度）

上每服一字至五分，生姜水调下或同炒，结砂为丸。

葶苈丸

治乳食冲肺，咳嗽、面赤、痰喘。

甜葶苈（隔纸炒）　黑牵牛（炒）　汉防己　杏仁（炒去皮尖）各一钱

上为末，入杏仁泥，取蒸陈枣肉和捣为丸，如麻子大，每服五丸至七丸，生姜汤送下。

麻黄汤

治伤风发热、无汗、咳嗽、喘急。

麻黄（去节）三钱（水煮去沫，漉出晒干）　肉桂二钱　甘草（炙）一钱　杏仁七个（去皮尖　麸炒黄，研膏）

每服一钱，水煎服。以汗出为度，自汗者不宜服。

生犀磨汁

治疮疹不快，吐血衄血。

生犀磨汁

学海案："聚珍本"有生犀散云，消毒气，解内热。用生犀磨浓汁，微温饮一茶脚许，乳食后，更量大小加减之。与此方同而治异。

大黄丸

治诸热。

大黄　黄芩各一两

上为末，炼蜜丸如绿豆大。每服五丸至十丸，温蜜水下。量儿加减。

使君子丸

治脏腑虚滑及疳瘦下利，腹胁胀满，不思乳食。常服，安虫补胃，消疳肥肌。

厚朴（去粗皮，姜汁涂，焙）　甘草（炙）　诃子肉（半生半煨）　青黛各半两（如是兼惊及带热泻入此味，如则变疳不

调，不用此味） 陈皮（去白）一分 使君子（去壳）一两（面裹煨熟，去面不用）

上为末，炼蜜丸，如小鸡头大，每服一丸，米饮化下。百日以上、一岁以下，服半丸。乳汁化下。

青金丹

疏风利痰。

芦荟 牙硝 青黛各一钱 使君子三枚 硼砂 轻粉各五分 蝎稍十四个

上末，磨香墨拌，丸麻子大。每三丸，薄荷汤下。

烧青丸

治乳癖。

轻粉 粉霜 硼砂各一钱 白面二钱 玄精石一分 白丁香一字 定粉一钱 龙脑十字

上同一处，研令极细，滴水和为一饼，以文武火烧熟勿焦，再为末，研如粉面，滴水和丸如黄米大[①]。每服七丸，浆水化下。三岁以下服五丸，量儿大小，加减服之。此古方也。

① 大：原脱，据《类聚》卷二百四十六引本方及1991年人卫本补。

败毒散

治伤风、瘟疫、风湿，头目昏暗，四肢作痛，增寒壮热，项强睛疼，或恶寒咳嗽，鼻塞声重。

柴胡（洗去芦）　前胡　川芎　枳壳　羌活　独活　茯苓　桔梗（炒）　人参各一两　甘草半两

上为末，每服二钱，入生姜、薄荷煎，加地骨皮、天麻，或㕮咀，加蝉蜕、防风。治惊热可加芍药、干葛、黄芩；无汗加麻黄。

学海案："聚珍本"方末无加地骨皮。以下有云，此古方也。钱氏加甜葶苈半两，薄荷叶半两，名羌活散，盖阎氏注也。

附　方

学海案："聚珍本"较此本少凉惊丸（名同方异）、粉红丸、阿胶散、涂囟法、浴体法、甘桔汤、利惊丸、消积丸、花火膏、百祥丸、牛李膏、宣风散、蛇黄丸、镇心丸（名同方异）、抱龙丸、五福化毒丹、当归散、安虫丸、芜荑散、人参生犀散、羊肝散、葶苈丸、生犀磨汁、使君子丸、青金丹（名同方异）、烧青丸，共二十六方，而别有木瓜丸、青金丹、生犀散（与生犀磨汁，方同治异）、龙脑膏、栀豉饮子、白虎汤、大黄丸（名同方异）、镇心丸、钩藤膏、魏香散、凉惊丸、独活饮子、三黄散、人参散、槟榔散、黄芪散（名同方异）、地骨皮散（名同方异）、兰香散、敷齿立效散、蚵皮丸共二十方。其间龙脑膏、栀豉饮子、白虎汤、钩藤膏、魏香散五方，已见阎氏书中，余十五方，未知何出？附录于此，以备习是业者有所采焉。

木瓜丸

止吐。

木瓜末　麝香　腻粉　木香末　槟榔末各一字

上同研，面糊丸，如小黄米大。每服一二丸，甘草水下，无时服。

青金丹

青黛（研）　雄黄（飞研）　胡黄连各半两　白附子（炮制）二钱　水银一钱（与腻粉同研）　腻粉（水银同研）　熊胆（用温水化入）　芦荟（研）　蟾酥（研入）各一分　麝香半分　龙脑（研）　朱砂（飞研）　铅霜（研）各一字

上为细末，令匀，用熬过猪胆汁浸，蒸饼和丸，如黄米大。退惊治风，化虫杀疳，除百病，进乳食，治一切惊风天钓，目睛上视，手足搐搦，状候多端。用药一丸，温水化滴鼻中，令嚏喷三五次，更用薄荷汤下二丸即愈。如久患五疳，腹胀头大，四肢瘦小，好吃泥土，不思乳食，爱咬提甲，时挦眉毛，头发稀疏，肚上青筋，及又患泻痢，并用米饮下二丸。如鼻下赤烂，口齿疳虫并口疮等，用乳汁研二丸，涂在患处。疳眼雀目，白羊肝一枚，以竹刀子批开，入药二丸在内，以麻缕缠定，用淘米泔煮熟，空腹食之。仍令乳母常忌鱼腥、大蒜、鸡、鸭、猪肉等。此药若隔三二日一服，永无白疾，不染横夭之疾。此古方也。钱氏独麝香比此加倍。

生犀散

消毒气，解内热。

生犀（凡盛物者，皆经蒸煮，不堪用，须生者为佳）

上一物，不拘多少，于涩器物中，用新水磨浓汁，微温饮一茶脚许，乳食后，更量大小加减之。

大黄丸

治风热里实，口中气热，大小便闭赤，饮水不止，有下证者，宜服之。

大黄一两（酒洗过，米下蒸熟，切片曝干）　川芎一两（锉）　甘草一分（锉，炙）　黑牵牛半两（半生熟炒）

上为细末，稀糊和丸，如麻子大。二岁每服十丸，温蜜水下，乳后服，以溏利为度；未利加丸数再服。量大小虚实用之。

镇心丸

凉心经，治惊热痰盛。

甜硝（白者） 人参（切去芦末） 甘草（炙，取末） 寒水石（烧）各一两 干山药（白者） 白茯苓各二两 朱砂一两 龙脑 麝香各一钱（三味并研碎）

上为末，熟蜜丸鸡头大。如要红，入坯子胭脂二钱，即染胭脂是也。温水化下半丸至一二丸，食后。

凉惊丸

硼砂（研） 粉霜（研） 郁李仁（去皮，焙干，为末） 轻粉 铁粉（研） 白牵牛末各一钱 好腊茶三钱

上同为细末，熬梨为膏，丸绿豆大。龙脑水化下一丸至三丸。亦名梨汁饼子。及治大人风涎，并食后服。（一本无白牵牛末）

独活饮子

治肾疳臭息候良方。

天麻 木香 独活 防风各一钱 麝香少许（研细末和入）

上每服一钱匕，小者半钱，麦门冬熟水调下。

三黄散

治肾疳硼砂候良方。

牛黄　大黄　生地黄　木香　青黛各等份（为末）

上每服一钱匕，熟水调服。

人参散

治肾疳溃槽候良方。

肉豆蔻（炮）　胡黄连　人参　杏仁（炒）　甘草（炙）各等份（为末）

上每服一钱匕，小者半钱，温熟水调服。

槟榔散

治肾疳宣露候良方。

木香　槟榔　人参　黄连　甘草（炙）各等份（为末）

上每服一钱，小者半钱，熟水调服。

黄芪散

治肾疳腐根候良方。

黄芪（蜜炙）　牛黄　人参　天麻　蝎（去毒）　杏仁（炒）　白茯苓　川当归　生地黄（洗）　熟干地黄（洗）

各等份（为末）

上每服小者半匕，煎天门冬熟水调服，麦门冬亦得。

地骨皮散

治肾疳，龈腭牙齿肉烂腐臭，鲜血常出良方。

生干地黄半两　真地骨皮　细辛各一分　五倍子（炒令焦）二钱

上为末，每用少许敷之，频与功效，多不妨。议曰：本经所载，疳证有五，谓五脏所受，故得其名。今述肾疳一脏，有五证候者，最为要急，不可同常。此疾具陈有五种，候传迅疾可畏，乃知走马之号不诬。初发之时，儿孩口臭，上干胃口，气息臭郁；渐进损筋，龈肉生疮，或肿或烂，其齿焦黑；又进，从牙槽内发作疮疱，破溃脓烂；又进，热逼入脉，常血出，其热注久，牙龈腐坏，槽宽齿脱，六七岁孩落尽，不复更生，岂可治疗！今以妙方，宜速与随其传变而理，不待疾作而后药也。

兰香散

治小儿走马疳，牙齿溃烂，以至硼砂出血齿落者。

轻粉　兰香（末）各一钱　密陀僧半两（醋淬为末）

上研如粉，敷齿及龈上，立效。议曰：婴孩受病，症候多疳，良由气郁三焦，疳分五脏，内有肾经，常虚得疳，名之曰急，以走马为喻，治疗颇难。此等证：初作口气，名曰臭息；次第齿黑，名曰崩砂；盛则龈烂，名曰溃槽；又盛血出，名曰宣露；重则齿自脱落，名曰腐根。其根既腐，何由理之？嗟乎！豪家育子，哺以甘肥，肾堂受之虚热，或因母在难月，恣食厚味，令儿所招，俱非偶然而作。今将秘方述于后。

敷齿立效散

鸭嘴　胆矾一钱匕（煅红研）　麝香（少许）

上研匀，每以少许敷牙齿龈上。又一方用蟾酥一字，加麝香和匀敷之。议曰：血之流行者荣也，气之循环者卫也。变蒸足后，饮食之间，深恐有伤于荣卫而作众疾。其或气伤于毒，血伤于热，热毒攻之。虚脏所受，何脏为虚？盖小儿肾之一脏常主虚，不可令受热毒，攻及肾脏，伤乎筋骨。惟齿受骨之余气，故先作疾，名曰走马，非徐徐而作。所宜服药，甘露饮、地黄膏、化毒丹、消毒饮。其外证以前件立效散、及麝酥膏敷之。切忌与食热毒之物。此疳不同常证，医宜深究保全为上。若用常方，难于痊愈。

蚵皮丸

治小儿五疳，八痢，乳食不节，寒温调适乖违，毛发焦黄，皮肤枯悴，脚细肚大，颅解胸陷，渐觉尪羸，时发寒热，盗汗，咳嗽，脑后核起，腹内块生，小便泔浊，脓痢淀青，挦眉咬指，吃土甘酸，吐食不化，烦渴并频，心神昏瞀，鼻赤唇燥，小虫既出，蛔虫咬心，疳眼雀目，名曰丁奚。此药效验如神。

蚵皮（酒浸，去骨，焙） 白芜荑（去皮） 黄连（去须） 胡黄连各一两半 青黛半两（为衣）

上件研为细末，猪胆汁面和丸，如粟米大。每服三十丸，用饭饮吞下，食后，临卧，日进三服。

附一 《阎氏小儿方论》

宋大梁 阎孝忠 著

余家幼稚多疾，率用钱氏方诀，取效如神，因复研究诸法，有得于心。如惊、疳等，钱仲阳之未悉者，今见于下，并以仲阳传附卷末。

治 法

治小儿急慢惊

小儿急慢惊，古书无之，惟曰阴阳痫。所谓急慢惊者，后世名之耳，正如赤白痢之类是也。阳动而速，故阳病曰急惊。阴静而缓，故阴病曰慢惊。此阴阳虚实寒热之别，治之不可误也。急惊由有热，热即生风，又或因惊而发，则目上目札，涎潮搐搦，身体与口中气皆热，及其发定，或睡起即了了如故，此急惊证也。当其搐势渐减时，与镇心治热药一二服。（《直诀》中麝香丸、镇心丸、抱龙丸、辰砂丸及至宝丹、紫雪之类）候惊势已定，须臾以药下其痰势（《直诀》中利惊丸、软金丸、桃枝丸之类，或用大黄、朴硝等药），利下痰热，心神安宁即愈。慢惊得于大病之余，吐泻之后，或误取转，致脾胃虚损，风邪乘之（凡小儿吐泻不止，必成慢惊，宜速治。）似搐而不甚搐（此名瘛疭），似睡而精神慢，四肢与口中气皆冷，睡露睛，或胃痛而啼哭如鸦声。此证已危，盖脾胃虚损故也。

治小儿吐泻

凡小儿吐泻，当温补之。余每用理中丸以温其中，以五苓散导其逆（五冬散最治小儿吐），连与数服，兼用异功散等，温药调理之，往往便愈。若已虚损，当速生其胃气，宜与附子理中丸研金液丹末，煎生姜米饮调灌之，惟多服乃效。（服至二三两无害）。候胃气已生，手足渐暖，阴退阳回，然犹瘛瘲，即减金液丹一二分，增青州白丸子一二分，同研如上服，以意详之。渐减金液丹，加白丸子，兼用异功散、羌活膏、温白丸、钩藤饮子之类，调理至安。依此治之，仍频与粥，虽至危者，往往死中得生，十救八九。

金液丹治小儿吐泻虚极

金液丹治小儿吐泻虚极最妙。沈存中《良方》论金液丹云：亲见小儿吐利剧，气已绝，服之复活者数人，真不妄也，须多服方验。

惊风或泄泻等

惊风或泄泻等诸病，烦渴者，皆津液内耗也。不问阴阳，宜煎钱氏白术散，使满意，取足饮之，弥多弥好。

治小儿急惊方搐

凡小儿急惊方搐，不用惊扰，此不足畏。慢惊虽静，乃危病也。急惊方搐，但扶持不可擒捉，盖风气方盛，恐流入筋脉，或致手足拘挛。

治急慢惊

治急慢惊，世人多用一药。有性温性凉，不可泛用，宜审别之。又治慢惊，药宜去龙脑，纵须合用，必以温药为佐，或少用之。

治小儿实热疏转

凡小儿实热疏转后，如无虚证，不可妄温补，热必随生。

治小儿惊风痰热

治小儿惊风、痰热、坚癖，能不用水银、轻粉甚便，如不得已用之，仅去疾即止。盖肠胃易伤，亦损口齿。

治小儿疮疹伤食相似

治小儿壮热昏睡，伤风、风热、疮疹、伤食，皆相似，未能辨认间，服升麻葛根汤、惺惺散、小柴胡汤甚验。盖此数药通治之，不致误也。惟伤食，则大便酸臭不消化，畏食或吐食，宜以药下之。

治小儿疮疹

小儿耳冷骫冷，手足乍冷乍热面赤，时嗽嚏，惊悸，此疮疹欲发也。未能辨认间，服升麻葛根汤、消毒散。已发未发，皆宜服，仍用胡荽酒、黄柏膏。暑月烦躁，食后与白虎汤、玉露散。热盛与紫雪，咽痛或生疮，与甘桔汤、甘露饮子。余依钱氏说，大人同。

治小儿脾胃虚弱

小儿多因爱惜过当，往往三二岁未与饮食，致脾胃虚弱，平生多病。自半年以后，宜煎陈米稀粥，取粥面时时与之。十月以后，渐与稠粥烂饭，以助中气，自然易养少病。惟忌生冷、油腻、甜物等。

小儿治法

小儿治法，大概与大人同，惟剂料小耳。如升麻葛根汤、惺惺散等，虽人皆知之，仓卒亦难检，今并载于下。钱氏已有方者，今不复录。

药 方

升麻葛根汤

治伤寒温疫，风热壮热，头痛肢体痛，疮疹已发未发，并宜服之。

干葛细锉　升麻　芍药　甘草锉，炙。各等份

上同为粗末。每服四钱，水一盏半，煎至一盏，量大小与之，温服无时。

惺惺散

治伤寒时气，风热痰壅咳嗽，及气不和。

桔梗　细辛（去叶）　人参（切去顶，焙）　甘草（锉，炒）　白术　白茯苓（去皮）　栝楼根各一两

上同为细末。每服二钱，水一盏，入薄荷五叶，煎至七分，温服不拘时。如要和气，入生姜五片同煎。一法用防风一分，用川芎一分。

消毒散

治疮疹未出，或已出未能匀遍。又治一切疮。凉膈

去痰，治咽痛。

牛蒡子二两（炒）　甘草半两（锉，炒）　荆芥穗一分

上同为粗末。每服三钱，水一盏半，煎至一盏，温服不拘时。

黄柏膏

治疮疹已出，用此涂面，次用胡荽酒。

黄柏（去粗皮）一两　甘草四两　新绿豆一两半

上同为细末，生油调，从耳前至眼轮，并厚涂之，日三二次。如早用，疮不上面，纵有亦少。

胡荽酒

胡荽（细切，四两，以好酒二盏，煎一两，沸，入胡荽，再煎少许，用物合定，放冷）

上每吸一二口，微喷，从顶至足匀遍，勿喷头面。病人左右常令有胡荽，即能辟去汗气，疮疹出快。

疮疹忌外人及秽触之物，虽不可受风冷，然亦不可壅遏，常令衣服得中，并虚凉处坐卧。

四圣散

治疮疹出不快及倒靥。

紫草茸 木通（锉） 甘草（锉，炒） 枳壳（麸炒，去瓤，秤） 黄芪（切，焙）等份

上同为粗末。每服一钱，水一中盏，煎八分，温服无时。

又方 蓝根散

治疮疹出不快及倒靥。

板蓝根一两 甘草三分（锉，炒）

上同为细末。每服半钱或一钱，取雄鸡冠血三二点，同温酒少许，食后，同调下。二方无证勿服。

治疮疹倒靥黑陷

人牙（烧存性，研入麝香少许）

上每服三钱，温酒少许调下，无时。

又方

小猪儿尾尖（取血三五点，研入生龙脑少许）

上新水调下，食后。

龙脑丸

治伏热在心，昏瞀不省，或误服热药，搐热冒昧不知人，及疮疹倒靥黑陷。

生梅花脑子（研）半字或一字

上取新杀猪心一个，取心中血同研，作大丸，用新汲水少许化下。未省，再服。如疮疹陷伏者，温酒化下。

甘露饮子

治心胃热，咽痛，口舌生疮，并疮疹已发未发，并可服。又治热气上攻，牙龈肿，牙齿动摇。

生干地黄（焙，秤） 熟干地黄（焙，秤） 天门冬 麦门冬（各去心，焙，秤） 枇杷叶（去毛） 黄芩（去心） 石斛（去苗） 枳壳（麸炒，去瓤） 甘草（锉，炒） 山茵陈叶上各等份，为粗末。每服二钱，水一盏，煎八分，食后温服。牙齿动摇，牙龈肿热，含漱渫，并服。

白虎汤

解暑毒烦躁，身热痰盛，头痛，口燥大渴。

知母一两半（焙干，秤） 甘草半两（锉，炒） 石膏四两 白粳米八钱

上同为粗末。每服三钱，水一盏，煎至八分，食后温冷随意服。气虚人，加人参少许同煎。

调肝散

疮疹太盛，宜服此调肝散，令不入眼

生犀（镑，取末）一分 草龙胆半钱 黄芪半两（切） 大黄（去皮）二钱 石膏半两 桑白皮（自采，焙干） 钩藤钩子 麻黄（去节）各一分 栝楼（去皮） 甘草（炙）各等份。

上为粗末。每服二钱，水一盏，煎半盏，食后时时温服少许。

治疮疹入眼

马屁勃半两 皂角子十四个 蛇皮半两

上入小罐子内，盐泥固济，烧存性，研细，温酒调下一二钱，食后服。

治疮疹入眼成翳

栝楼根半两 蛇皮二钱

上同为细末,用羊子肝一个，劈开入药末二钱，麻缠定，米泔煮熟，频与食之。未能食，肝令乳母多食。

又方

蝉壳末

上用水煎，羊子肝汤，调服二三钱。

凡豆疮才欲着痂，即用酥或面油，不住润之，可揭即揭去。若不润及迟揭，疮痂硬，即隐成瘢痕。

治口疮

大天南星（去皮，只取中心如龙眼大，为细末）

上用醋调，涂脚心。

治脓耳

白矾（火飞）一钱　麝香一字　坯子胭脂（染胭脂也）一钱

上同研匀。每用少许。先用绵裹杖子，振净掺之。

治蓄热在中。身热狂躁，昏迷不食

豆豉半两　大栀子仁七个（槌破）

上共用水三盏，煎至二盏，看多少服之，无时。或吐，或不吐，立效。

治虫咬心痛欲绝

五灵脂（末）二钱匕　白矾末（火飞）半钱匕

上同研。每服一二钱，水一盏，煎五分，温服无时，当吐出虫。

治脾胃虑寒吐泻等病，及治冷痰

齐州半夏（汤浸七次，切，焙）一两　陈粟米三分（陈

粳米亦得）

上㕮咀。每服三钱，水一大盏半，生姜十片，同煎至八分，食前，温热服。

治外肾肿硬成疝

干蚯蚓（为细末）

上用唾调涂，常避风冷湿地。

钩藤膏

小儿腹中极痛，干啼后偃，名盘肠内吊，钩藤膏

没药（研） 好乳香（水中坐，乳钵研细，秤） 木香 姜黄各四钱 木鳖子仁十二个

上先将下三味同为细末，次研入上二味，炼蜜和成剂收之。每一岁儿，可服半皂子大，余以意加减，煎钩藤汤化下，无时，次用魏香散。

魏香散

蓬莪术半两 真阿魏一钱

上先用温水化阿魏，浸蓬莪术一昼夜，焙干为细末。每服一字或半钱，煎紫苏米饮，空心调下。

地黄散

治心肝壅热，目赤肿痛，生赤脉，或白膜遮睛，四

边散漫者，犹易治。若暴遮黑睛，多致失明，宜速用此方。亦治疮疹入眼。

生干地黄（切，焙，秤） 熟干地黄（切，焙，秤） 当归（去芦头，切，焙，秤）各一分 黄连（去须）一钱 木通一钱半 玄参半钱 甘草一钱半（锉，炒） 防风（去芦头，焙） 羌活 生犀（末） 蝉壳（去土） 木贼 谷精草 白蒺藜（去尖） 沙苑蒺藜各一钱 大黄（去皮，取实者，锉，略炒）一钱

上为细末。每服一字或半钱，量大小加减，煎羊肝汤，食后调下，日三夜一，忌口将息。亦治大人。

治热痢下血

黄柏（去皮）半两 赤芍药四钱

上同为细末，饭和丸，麻子大。每服一二十丸，食前，米饮下。大者加丸数。

菖蒲丸

治心气不足，五六岁不能言。

石菖蒲二钱 丹参二钱 人参（切去顶，焙）半两 赤石脂三钱 天门冬（去心，焙，秤） 麦门冬（去心，焙，秤）各一两

上同为细末，炼蜜丸绿豆大，或麻子大。温水下五

七丸，至一二十丸，不计时，日三四服，久服取效。又有病后肾虚不语者，宜兼服钱氏地黄丸。

鸡头丸

治诸病后不语。

雄鸡头一个（炙） 鸣蝉三个（炙） 大黄一两（取实处，湿纸裹，煨熟） 甘草一两（锉，炒） 木通半两 当归（去芦头，切，焙）三分 黄芪（切，焙） 川芎 远志（去心） 麦门冬（去心，焙）各三分 人参（切去顶，焙）半两

上同为细末，炼蜜丸，小豆大。平旦，米饮下五丸。空心，日三四，儿大者加之，久服取效。鸡、蝉二物，宜求死者用之，不可旋杀。孙真人所谓“杀生求生，去生更远”，不可不知也。

羚羊角丸

治肾虚，或病后筋骨弱，五六岁不能行，宜补益肝肾。

羚羊角（尖细而节密者是，锉，取末） 生干地黄（焙，秤） 虎胫骨（敲破，涂酥，炙黄） 酸枣仁（去皮，秤，炒） 白茯苓各半两 桂（去皮，取有味处，不见火） 防风（去芦头，切，培） 当归（同上） 黄芪（切，焙）各一分

上同为细末，炼蜜和成剂。每服一皂子大，儿大者

加之。食前，温水化下，日三四服，取效。

全蝎散

治惊风，中风，口眼㖞斜，语不正，手足偏废不举。

全蝎（去毒，炒） 僵蚕（直者，炒） 甘草 赤芍药 桂枝（不见火） 麻黄（去节） 川芎 黄芩（去心）各三钱 天麻六钱 大天南星（汤浸七次，去皮脐，切，焙）三钱

上为粗末。每服三钱，水一盏半，姜七片，煎七分，温服无时，量大小与之，日三四服，忌羊肉。

和中散

和胃气，止吐泻，定烦渴，治腹痛，思食。

人参（切去顶，焙） 白茯苓 白术 甘草（锉，炒） 干葛（锉） 黄芪（切，焙） 白扁豆（炒） 藿香叶（各等份）

上为细末。每服三钱，水一盏，干枣二个去核，姜五片，煎八分，食前温服。

紫苏子散

治咳逆上气，因乳哺无度，内挟风冷，伤于肺气，或呵气未定，与乳饮之，乳与气相逆，气不得下。

紫苏子 诃子（去核，秤） 萝卜子 杏仁（去皮、

尖，麸炒） 木香 人参（切去须）各三两 青橘皮 甘草（锉，炒）各一两半

上为细末。每服一钱，水一小盏，入生姜三片，煎至五分，去滓，不计时候，温服，量大小加减。

赤石脂散

治痢后躯气下，推出肛门不入。

真赤石脂（拣去土） 伏龙肝各等份 上为细末。每用半钱，敷肠头上，频用。

柏墨散

治断脐后，为水湿所伤，或棚袍湿气，伤于脐中，或解脱，风冷所乘，故令小儿四肢不和，脐肿多啼，不能乳哺，宜速疗之。

黄柏（炒） 釜下墨 乱发（烧）各等份

上为细末。每用少许敷之。

至宝丹

治诸痫，急惊心热，卒中客忤、不得眠睡，烦躁，风涎搐搦，及伤寒狂语，伏热呕吐，并宜服之。

生乌犀屑 生玳瑁屑 琥珀（研） 朱砂（细研，水飞） 雄黄以上各一两（细研，水飞） 金箔五十片（一半为

衣） 银箔五十片（研） 龙脑一分（研） 麝香一分 牛黄半两(研) 安息香一两半（为末，以无灰酒飞过，滤净，去砂石，约取一两，慢火熬成膏）

上生犀、玳瑁捣罗为细末，研入余药，令匀，将安息香膏，以重汤煮，凝成和搜为剂。如干，即入少熟蜜，盛不津器中，旋丸如桐子大。二岁儿，服二丸，人参汤化下，大小以意加减。又治大人卒中不语，中恶气绝，中诸物毒，中热暗风，产后血运，死胎不下，并用童子小便一合，生姜自然汁三五滴，同温过，化下五丸，立效。

紫雪

治惊痫百病，烦热涎厥，及伤寒胃热发斑，一切热毒，喉痹肿痛，又治疮疹毒气上攻咽喉，水浆不下。

黄金十两 寒水石 磁石 滑石 石膏(各四两八钱并捣碎)

以上用水五升，煮至四升，去滓，入下项药：

玄参一两八钱（捣碎） 木香（捣碎） 羚羊角屑 沉香各半两（捣碎） 升麻一两六钱（捣碎） 丁香一钱（捣碎） 甘草八钱（炙，锉）

以上八味，入前药汁中再煮，取一升五合，去滓，入下项药：

消石三两一钱（芒硝亦得） 朴消一斤（精者）

以上二味，入前汁中，微火上煎，柳木篦搅不住手，候有七合，投在木盆中，半日欲凝，入下项药：

朱砂三钱（飞研） 麝香当门子一钱一字（研）

以上二味。入前药中搅匀，寒之两日。

上件成紫色霜雪，每服一字至半钱，冷水调下，大小以意加减。咽喉危急病，捻少许，干咽立效。又治大人脚气，毒遍内外，烦热不解，口中生疮，狂易叫走，疗疫毒厉，卒死、温疟、五尸、五疰，大能解诸药毒。每服一钱至二钱，冷水调下，并食后服。

理中丸

治吐利不渴，米谷不化，手足厥冷。

人参（去芦，锉） 白术（锉） 干姜（炮） 甘草（炙，锉）各一两

上为末，炼蜜和丸，鸡黄大。每服一丸，水一大盏化开，煎及七分，连滓放温服，小儿分为三服，大小以意加减，食前。

五苓散

治霍乱吐泻，躁渴饮水，小便不利。

泽泻二两半（锉） 木猪苓（去皮，锉）一两半 官桂(去

皮）一两　白茯苓一两半(锉)　白术一两半（锉）

上为细末。每服一钱，温汤调下，渴躁，新水调服。大小

以意加减，不以时候。

附子理中丸

治脾胃寒弱，风冷相乘，心痛，霍乱吐利转筋。

人参（去芦，锉）　白术（锉）　干姜（炮）　甘草（炙，锉）　黑附子（炮去皮脐）各一两

上为细末，炼蜜和一两作十丸。每服一丸，水一中盏化开，煎及七分，稍热服，食前。小儿分作三二服，大小以意加减。

金液丹

治吐利日久，脾胃虚损，手足厥逆，精神昏塞，多睡露睛，口鼻气凉，欲成慢惊风者。又治大人阳虚阴盛，身冷脉微。自汗吐利，小便不禁。

舶上硫黄（十两，先飞炼去砂石，秤，研为细末，用砂合子盛，令八分满，水和赤石脂封缝，盐泥固济。晒干，露地先埋一水罐子，盛水满，坐合子在上。又以泥固济讫，常以三斤火，养三日三夜足，加顶火一斤锻成，候冷取药）。

上以柳木槌，乳钵内研为细末。每服二钱，生姜、

米饮调下。大小以意加减，多服取效。大人，药末一两，蒸饼一两，水浸，去水，和丸桐子大，晒干。每服五十丸至百丸，米饮下，并空心，连并服。

又方 （范文正宅）

硫黄（不以多少，淡黄通明者为上。飞，炼去砂石，研为细末。用有盖砂罐子一个，取水中田字草，或益母草，捣淤土成泥，更入纸筋同捣，固济，罐子责不破，晒干，盛硫黄末在内，可不满二指，于露地深画十字，放罐子在中心，使底下通透，四面用炭约四五斤，匀火簇，不盖罐子顶，时时揭觑，候化为汁，速去四面火。用湿土埋一宿，次日取出，于北荫下，不见日气处，撅一坑子，约一二尺，将罐子去盖，倒埋一宿，次日取出，和罐子入汤内，煮五十沸，漉出取药。）

上以柳木槌，乳钵内研如粉面相似。小儿因吐泻之后，变成慢惊风者，每服一二钱，生姜米饮调下，并服取效。大人阴证伤寒，脉微欲绝，以水浸，无盐蒸饼，和丸桐子大，晒干，每服五十丸或百丸，米饮下，并空心服。

青州白丸子

治小儿惊风，大人诸风

半夏七两（生） 天南星三两 白附子二两（生） 川乌

头半两（生，去皮脐）

上捣罗为细末，以生绢袋盛，用井花水摆，未出者，更以手揉令出，如有滓，更研，再入绢袋，摆尽为度，放磁盆中，日晒夜露至晓，弃水，别用井花水搅，又曒至来日早，再换新水搅，如此春五日，夏三日，秋七日，冬十日。一法：四时只浸一宿，去水晒干后如玉片，研细，以糯米粉煎粥清，丸绿豆大。每服三五丸，薄荷汤下。大人每服二十丸，生姜汤下。瘫痪风温，酒下，并不以时候服。

小柴胡汤　治伤寒温热病，身热恶风，头痛项强，四肢烦疼，往来寒热，呕哕痰实，中暑疟病，并宜服。

柴胡（去芦）八钱　半夏（汤洗，切，培）二钱半　黄芪（去心）　人参（去芦）　甘草（炙，锉）各三钱

上为粗末。每三钱，水一盏半，生姜五片，枣一枚，擘破，同煎及八分，滤去滓，放温，分作三二服。大小以意加减，并不以时候，日三夜二。

附二 《董氏小儿斑疹备急方论》

宋·东平董汲及之 著

序

世之人有得一奇方，可以十全愈疾者，恐恐然惟虑藏之不密，人或知之，而使其药之不神也，其亦陋矣。夫药之能愈病，如得，人人而告之。使无夭横，各尽其天年以终，此亦仁术也。吾友董及之，少举进士不第，急于养亲，一日尽弃其学，而从事于医。然医亦非鄙术矣，古之人未尝不能之，如张仲景、陶隐居、葛洪、孙思邈，皆名于后世。但昧者为之，至于异贵践，别贫富，自鄙其学，君子不贵也。及之则不然，凡人之疾苦，如己有之。其往来病者之家，虽祁寒大暑，未尝少惮。至于贫者，或昏夜自惠薪粲，以周其乏者多矣。他日，携《小儿斑疹方》一帙见过，求序于余，因为引其略，亦使见及之之所存，知世之有奇方，可以疗疾者，不足贵也。如此。

东平十柳居士孙准平甫序

自 序

夫上古之世，事质民淳，禀气全粹，邪不能干，纵有疾病，祝由而已。虽大人方论尚或未备，下逮中古，始有巫妨氏者，著《小儿颅囟经》，以卜寿夭，别死生，历世相授，于是小儿方论兴焉。然在襁褓之时，脏腑嫩弱，脉促未辨，痒不知处，痛亦难言，只能啼叫。至于变蒸、惊风、客忤、解颅，近世巢氏一一明之。然于斑疹欲出，证候与伤寒相类，而略无辨说，致多谬误。而复医者，不致详慎，或乃虚者下之，实者益之，疹者汗之，风者温之，转生诸疾，遂致夭毙，嘘可叹也。今采摭经效秘方，详明证侯，通为一卷，目之曰《斑疹备急方》。非敢谓有补于后世，意欲传诸好事者，庶几鞠育之义存焉。

东平董汲及之序

总　论

论曰：夫生民之道，自微而著，由小而大，此物理灼然，不待经史证据可知。然小儿气禀微弱，故《小品方》云：人生六岁以上为小，六岁以下，经不全载，所以乳下婴儿有疾难治者，皆为无所依据。至如小儿斑疹一候，不惟脉理难辨，而治疗最比他病尤重。始觉证与伤寒、阴痫相近，通都辅郡，名医辈出，则犹能辨其一二，远地左邑，执病不精，失于详审，投药暴妄，加之小儿脏腑娇嫩，易为伤动。斑疹未出，往往疑为伤风，即以麻黄等药，重发其汗，遂使表虚里实。若为阴痫治之，便用温惊药品，则热势愈盛，直至三四日，证候已定，方得以斑疮药治之，则所失多矣。大率世俗医者，斑疹欲出，多以热药发之，遂使胃中热极。其初作时，即斑疹见于皮下。其已出者，变黑色而内陷。既见不快，尤用热药熏蒸其疾，斑疹得热则出愈难，转生热证。大小便不通，更以巴豆取积药下之，则使儿脏腑内虚，热又不除，邪气益深，变为喘满、便血，或为疱痈，身体裂破，遂使百年之寿，一旦为俗医所误者，可不痛哉。

大抵斑疹之候，始觉多咳嗽，身体温壮，面色与四肢俱赤，头痛腰疼，眼睛黄色，多睡中瘛疭，手足厥，耳尖及尻冷，小便赤，大便秘，三部脉洪数绝大不定，是其候也。其乳下儿，可兼令乳母服药。其证候未全，或未明者，但可与升麻散解之。其已明者，即可用大黄、青黛等凉药下之，次即与白虎汤。如秋冬及春寒，未用白虎汤之时，但加枣煎服，不必拘于常法。仲景云：四月后，天气大热，即可服白虎汤。特言其梗概耳。大率疹疱未出，即可下。已出即不可下。出足，即宜利大小便。其已出未快者，可与紫草散、救生散、玳瑁散之类。其重者，以牛李膏散之。或毒攻咽喉者，可与少紫雪及如圣汤，无不效也。其余热不解，身热烦渴及病疹，儿母俱可与甘露饮。或便血者，以牛黄散治之，兼宜常平肝脏，解其败热，虑热毒攻肝，即冲于目，内生障翳。不遇医治，瞳仁遂损，尤宜慎之。然已出未平，切忌见杂人，恐劳力之人及狐臭薰触故也。未愈，不可当风，即成疮痂。如脓疱出，可烧黑丑、粪灰，随疮贴之，则速愈而无瘢也。及左右不可缺胡荽，盖能御汗气、辟恶气故也。如儿能食物，可时与少葡萄，盖能利小便，及取如穗出快之义也。小儿斑疹，本以胎中积热，及将养温厚，偶胃中热，故乘时而作。《外台》方云：胃烂即发斑。微者，赤斑出。极者，黑斑出。赤斑出，五死一生，黑斑出，十死一生，其腑热即为疹，盖热浅也。脏热即为疮，盖热深也。故证色论云：大者属阴，小者属阳。

汲总角而来，以多病之故，因而业医。近年累出诸处治病，当壬申岁，冬无大雪，天气盛温，逮春初，见小儿多病斑疹，医者颇如前说，如投以白虎汤之类。即窃笑云：白虎汤本治大人，盖不知孙真人所论，大人小儿为治不殊，但用药剂有多少为异耳。则是未知用药之法，故多失误。今博选诸家，及亲经用有效者方，备录为书。

药方

升麻散

治疹疱未出，疑二之间，身热与伤寒温疫相似，及疮子已出发热，并可服之方。

升麻　芍药　葛根（锉，炒）　甘草（炙）各一两

上为细末。每二岁儿服二钱。水一盏，煎至五分，去滓，温服，不以时，日三夜一服。

白虎汤

治痘疱、麸疹、斑疮赤黑，出不快，及疹毒余热，并温热病中暑气，烦躁热渴方。

石膏四两　知母一两半（锉）　甘草（炙）三两　人参半两

上为细末。每服二钱，水一盏，入梗米二十粒，同煎至七分，去滓，温服，不以时。小儿减半服。春冬秋寒，有证亦服，但加枣煎，并乳母亦令服之。

紫草散

治伏热在胃经，暴发痘疱疮疹，一切恶候，出不快，小便赤涩，心腹胀满方。

紫草（去苗）一两　甘草（生用）半两　木通（去根、节，细锉）　枳壳（麸炒，去瓤）　黄芪各半两（炙，锉）

上为细末。每服二钱，水一盏，煎至六分，去滓，温，时时呷之。

抱龙丸

治一切风热、中暑、惊悸，疮疹欲出，多睡咳嗽，涎盛面赤，手足冷，发温壮，睡中惊，搐搦不宁，脉洪数，头痛呕吐，小便赤黄方。

天南星（锉开里白者，生为末，腊月内，取黄牛胆汁，和为剂，却入胆内阴干，再为末）半斤　天竺黄二两（别研）　朱砂二钱（研，水飞）　雄黄半两（研，水飞）　麝香好者一钱（别研）　牛黄一字（别研）

上同研极细，甘草水和丸，鸡头大，窨干。二岁儿，竹叶或薄荷汤化下一丸，不拘时候。一方不用牛黄。

救生散

治疮疹脓疱，恶候危困，陷下黑色方。

豮猪血（腊月内，以新瓦罐子盛，挂于屋东山阴干，取末）一两　马牙硝一两（研）　硼砂（研）　朱砂（水飞）　牛黄（研）龙脑（研）　麝香各一钱（别研）

上同研极细。每二岁儿，取一钱，新汲水调下。大便下恶物，疮疱红色为度，不过再服，神验无比。

牛李膏

治疮疹痘疱恶候，见于皮肤下不出，或出而不长，及黑紫内陷，服之即顺，救危急候。愚小年病此，危恶殆极，父母已不忍视，遇今太医丞钱公乙，下此药得安，因恳求真法，然此方得于世甚久，惟于收时不知早晚，故无全效，今并收时载之，学者宜依此方。

牛李子（九月后取，研，绢滤汁，不以多少，于银石器中熬成膏，可丸。每膏二两，细研，好麝香入半钱）

上每二岁儿，服一丸，如桐子大，浆水煎，杏胶汤化下。如疮疱紫黑内陷者，不过再服，当取下恶血及鱼子相似，其已黑陷于皮下者，即红大而出，神验。

玳瑁散

治疮疹热毒内攻，紫黑色，出不快。

生玳瑁（水磨浓汁一合，獖猪心一个，从中取血一皂子大，同研）

上以紫草嫩茸浓汁煎汤调，都作一服。

利毒丸

治疮疹欲出前，胃热发温壮，气粗腹满，大小便赤涩，睡中烦渴，口舌干，手足微冷，多睡，时嗽涎实，脉沉大滑数，便宜服之方。

大黄半两　黄芩(去心)　青黛各一钱　腻粉(炒) 一钱　槟榔　生牵牛(取末) 各一钱半　大青一钱　龙脑(研)　朱砂各半钱 (研)

上杵研为细末，面糊为丸，如黄米大。每二岁儿服八丸，生姜蜜水下，不动再服。量儿大小虚实加减。

如圣汤

治咽喉一切疼痛，及疮疹毒攻，咽喉肿痛有疮，不能下乳食方。

桔梗 (锉)　甘草 (生用)　枳实 (微炒) 各一两　麦门冬(去心) 半两

上为细末。每二岁儿服一钱，沸汤点，时时呷服，不以时。

甘露饮

解胃热，及疮疹已发，余热温壮，龈齿宣肿，牙痛不能嚼物，饥而不欲食，烦热身面黄，及病疮疱，乳母俱可服之。

生干地黄 (切，焙)　熟干地黄 (切，焙)　天门冬 (去心)　麦门冬 (去心)　枇杷叶 (去毛)　黄芩 (去心)

石斛（去根，锉） 甘草（炙。锉） 枳实（麸炒，去瓤） 山茵陈叶各一两（去土）

上为散。每服二钱，水一盏，煎至七分，去滓温服，不以时候，量力与服。

神仙紫雪

治大人小儿，一切热毒，胃热发斑，消痘疱、麸疹，及伤寒热入胃发斑，并小儿惊痫涎厥，走马急疳、热疮、疳黄、疳瘦，喉痹肿痛，及疮疹毒攻咽喉，水浆不下方。

黄金一百两 寒水石 石膏各三斤 犀角（屑） 羚羊角屑各十两 玄参一斤 沉香（镑） 木香 丁香各五两 甘草八两 升麻六两（皆㕮咀）。

上以水五斗，煮金至三斗，去金不用，入诸药再煎至一斗，滤去滓，投上好芒硝二斤半，微火煎，以柳木蓖搅勿停手，候欲凝，入盆中，更下研朱砂、真麝香各三两，急搅匀，候冷贮于密器中，勿令见风。每服一钱，温水化下，小儿半钱一字。咽喉危急病，捻少许干咽之，立效。

调肝散

散肝脏邪热，解散斑疹余毒，服之疮疹不入眼目。

犀角（屑）一分 草龙胆半分 黄芪半两（锉、炙）

大黄一分（炒过） 桑白皮一分（炙，锉） 钩藤钩子一分 麻黄一分（去根、节） 石膏（别研） 栝楼实各半两（去瓤、皮） 甘草一分（炙）

上为散。每服二钱，水一盏，煎至五分，去滓温服，量儿大小加减，不以时候。

护目膏

治疹痘出后，即须爱护面目，勿令沾染。欲用胡荽酒喷时，先以此药涂面上，然后方可以胡荽酒喷四肢。大人小儿有此，悉宜用之方。

黄柏一两（去皮，锉） 绿豆一两半（拣净） 甘草四两（锉，生用）

上为细末，以生油调为膏，从耳前、眼眶，并厚涂目三五遍，上涂面后，可用胡荽酒微喷，勿喷面也。早用此方涂面，即面上不生疹痘，如用此方涂迟，纵出亦少。

胡荽酒方

治斑痘欲令速出，宜用此。

胡荽三两

上细切，以酒二大盏，煎令沸，沃胡荽，便以物合定，不令气出，候冷去滓，微微从顶以下喷背及两脚、胸腹令遍，勿喷头面（仍将滓焙干，红绢装子盛，缝合，令乳母及儿带之。余酒，乳母饮之妙。）

牛黄散方

治疮疹阳毒入胃，便血，日夜无节度，腹痛啼哭。

郁金一两　牛黄一钱

上研为末。每二岁儿，服半钱，以浆水半盏，煎至三分，和滓温服。大小以此增减之，日二服。

蛇蜕散

治斑疹入眼，翳膜侵睛成珠子方。

马勃一两　皂荚子二七个　蛇蜕皮全者一条

上入小罐子内，封泥烧，不得出烟，存性。研为末，温水调下一钱，食后。

真珠散

治斑疱疮疹入眼疼痛，翳膜眼赤羞明方。

栝楼根一两　蛇蜕皮（全炙）一钱

上为末。用羊子肝一枚，劈开，去筋膜，掺入药二钱，用麻缕缠定，以米泔内煮熟，任意与吃。如少小未能吃羊肝，以熟羊肝研和为丸，如黄米大，以生米泔下十丸，乳头上与亦可。

日三服儿小未能食肝，与乳母食之佳。

后序

余平生刻意方药，察脉按证，虽有定法，而探源应变，自谓妙出意表。盖脉难以消息，求证不可言语取者，襁褓之婴，孩提之童，尤甚焉。故专一为业垂四十年。因缘遭遇，供奉禁掖，累有薄效，误被恩宠。然小儿之疾，阴阳痫为最大，而医所覃思，经有备论。至于斑疹之候，蔑然危恶，与惊搐、伤寒二痫大同，而用药甚异，投剂小差，悖谬难整，而医者恬不为虑。比得告归里中，广川及之，出方一秩示予。予开卷而惊叹曰：是予平昔之所究心者，而子乃不言传而得之。予深嘉及之少年艺术之精，而又惬素所愿以授人者，于是辄书卷尾焉。

时元佑癸酉十月丙申日翰林医官太医丞赐紫金鱼袋钱乙题